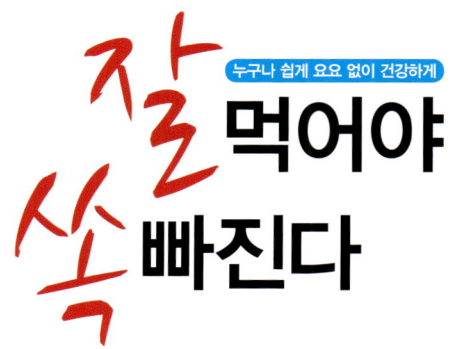

누구나 쉽게 요요 없이 건강하게

잘 먹어야

쏙 빠진다

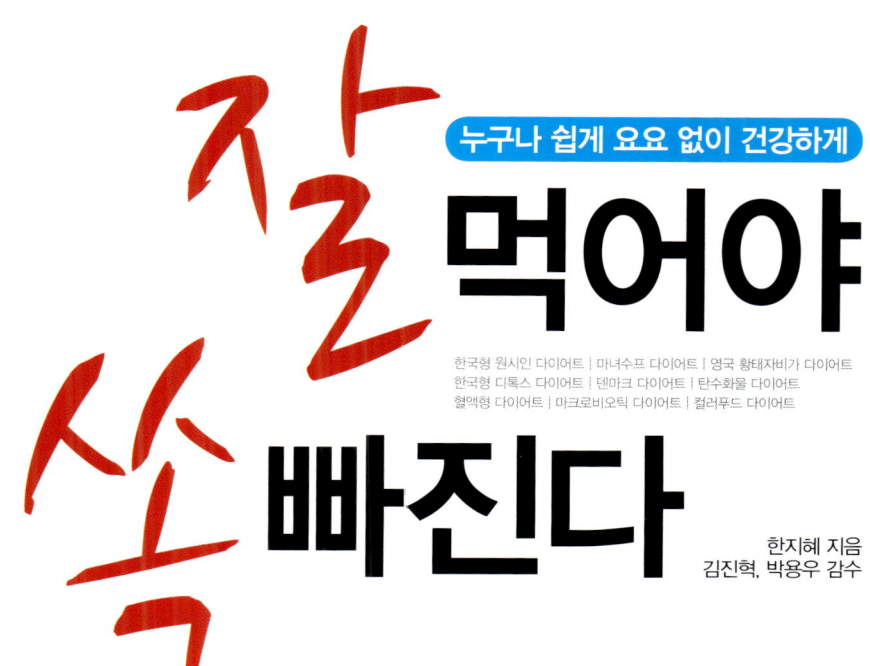

누구나 쉽게 요요 없이 건강하게

잘 먹어야 쏙 빠진다

한국형 원시인 다이어트 | 마녀수프 다이어트 | 영국 황태자비가 다이어트
한국형 디톡스 다이어트 | 덴마크 다이어트 | 탄수화물 다이어트
혈액형 다이어트 | 마크로비오틱 다이어트 | 컬러푸드 다이어트

한지혜 지음
김진혁, 박용우 감수

한스미디어

한국인을 위한
다이어트의 정석

김진혁 비만 전문 한의사(동원미즈 한의원 대전점 원장)

"원장님 좀 더 빨리 날씬해지고 싶어요." "친구들이나 남자친구가 깜짝 놀랄 만큼 멋진 몸짱이 될 수 있을까요?" "올여름에는 멋진 비키니를 한번 입어 보는 게 소원이에요."

다이어트 클리닉 한의원을 하면서 진료실에서 가장 많이 듣는 말입니다.

삶의 질이 높아지고 대인 관계 비중이 늘어나면서 외적인 모습의 중요성 역시 나날이 커지고 있습니다. 이러한 시대 상황을 반영하듯 하루가 멀다 하고 쏟아지는 것이 바로 새로운 다이어트 방법입니다. 인류 역사상 그 어느 때보다도 먹을거리가 풍성해진 지금 다이어트 홍수 시대가 도래한 것은 아이러니한 일이 아닐 수 없습니다.

문제는 다이어트에 대한 무분별한 맹신입니다. 단기간에 빨리 살을 빼기 위해서 식사량을 급격하게 줄이는 저칼로리 다이어트나 영양이 불충분한 원푸드 다이어트, 유명 연예인들이 성공했다는 이야기에 자신의 체질과는 상관없이 무작정 따라하는 다이어트 등은 오히려 건강을 해칠 뿐입니다.

잘못된 다이어트로 인해 근육이 감소하여 쉽게 살이 찌는 체질이 되어버리거나, 무작정 굶거나 식사량만을 줄이는 방법 때문에 위장염, 영양 결핍에 의한 탈모, 생리 불순 등 크고 작은 질병에 시달리는 사람도 늘었습니다. 굶는 스트레스 때문에 정상적인 활동이 불가능한 상태가 많아졌고, 심한 경우에는 거식증이나 대인기피증에 걸리기도 하였습니다. 그야말로 아무런 좌표 없이 헤매는 다이어트 유목민이 된 것입니다.

이러한 때에 SBS 출발모닝와이드 〈밥상보감〉은 "밥만 한 보약이 없다." "다이어트 밥상으로 건강과 마음의 자신감도 되찾자."라는 원칙과 신념에서 시작된 프로그램입니다.

이 프로그램의 가장 큰 장점은 바로 '리얼리티'에 있습니다. 다이어트에 도전한 이들이 주부와 회사원, 대학생 등 언제라도 만날 수 있는 우리들의 친근한 이웃이기에 그들의 성공담은 '나도 할 수 있다!'라는 시청자들의 자신감으로 이어졌습니다. 특히 대부분의 다이어트 프로그램이 다이어트 방법을 소개하는 수준에 그치는 데 반해 〈밥상보감〉은 집에서도 쉽게 따라할 수 있도록 실용적이고 실천 가능한 방법을 보여 주었습니다. 다이어트 식단은 집 앞 마트에서 쉽게 구할 수 있는 재료들로 구성되었고, 상세한 레시피가 시청자들의 이해를 도왔습니다. 게다가 한 번 방영되었던 도전자들의 사례를 일정한 기간이 흐른 뒤 다시 보여 줌으로써 지속 가능한 다이어트와 건강 관리에도 관심의 끈을 놓지 않았습니다. 다이어트는 긴 마라톤과도 같다는 점에서 SBS 출발모닝와이드 〈밥상보감〉은 다이어트의 정석을 가장 잘 보여 주는 방송이라고 하겠습니다.

SBS 출발모닝와이드 〈밥상보감〉의 제작진들이 심혈을 기울여서 정리한 신간 《잘 먹어야 쏙 빠진다》는 이러한 방송의 취지와 내용을 고스란히 담고 있는 책입니다. 다이어트 도전자들의 도전기와 성공 방법, 상세한 식단과 레시피 등은 자신에게 꼭 맞는 다이어트 방법을 찾으려는 독자들에게 명쾌한 해답을 제시하고 있습니다. 또한 유행하는 다이어트 방법의 문제점을 지적하고 개선된 식단까지 보여 주고 있습니다. 이 점은 단기간에 유행하는 상업적 다이어트가 아니라 '건강을 위한 다이어트'를 지향하는 것이라 하겠습니다.

새로운 다이어트 방법이 나올 때마다 매번 도전과 실패를 반복하며 헤매고 있는 다이어트 도전자들에게 제대로 된 지침서가 한 권 있으면 좋겠다고 생각해 왔습니다. 이 책을 감수하게 되면서 갖가지 궁금증들에 대해 조목조목, 시원하게 답변해 드릴 수 있어서 개인적으로도 무척이나 기뻤습니다.

아무리 체중 감량에 탁월한 효과가 있더라도 건강에 문제를 일으키거나 자신의 입맛에 맞지 않는 식단이라면 장기적으로 지속할 수 없습니다. 그러나 이 책 《잘 먹어야 쏙 빠진다》는 맛있게 먹으면서도 건강하게 살 뺄 수 있는 방법을 제안했다는 점에서 한국인에게 최적화된 매우 훌륭한 책이라고 생각합니다.

다이어트 정보가 난립하는 요즘 올바른 다이어트 방법을 알려 주는 등대 같은 책을 통해 건강한 몸과 행복한 삶을 영위하시기를 바랍니다.

평범한 그들은 어떻게
다이어트에 성공했을까

SBS 출발모닝와이드 〈밥상보감〉 코너는 "다이어트는 정말 조금씩 먹고 독하게 운동하는 길밖에는 없는 것일까?" "세상에 알려진 다이어트 방법은 너무나 많은데 정작 나한테 잘 맞는 것일까?" "왜 다이어트를 하면 꼭 요요 현상이 오게 되는 것일까?" "맛있는 것을 먹으면서 쉽게 다이어트를 할 수 있는 방법은 없을까?"와 같은 호기심에서 시작되었습니다. 그리하여 이 방송은 "밥상만 바꿔도 살을 빼고, 건강을 지킬 수 있다는 것을 제대로 보여 주자!"라는 지향점을 두고 기획되었습니다.

이러한 취지에 맞게 우리는 우선적으로 사람들이 매일 접하는 '우리 집 밥상'에 주목, 재조명해 봄으로써 영양 불균형 밥상이 초래할 수 있는 문제점을 다뤘습니다. 특히 나쁜 밥상이 만병의 근원인 비만으로 이어질 수 있다는 점을 부각시켰습니다. 우리가 무심코 차렸던 밥상과 유행하는 다이어트를 따라 먹던 음식들이 어떤 결과를 낳는지 무수히 많은 사례자를 통해 소개했습니다. 그리고 요요 현상과 건강을 해치는 나쁜 밥상을 개선할 수 있는 대안책, 즉 좋은 다이어트 식단을 제시해주는 데 초점을 맞췄습니다. 특히 개선된 다이어트 식단을 통해 쉽게 살을 뺀 사람이 특정 연예인이 아니라 바로 평범한 우리 이웃들이었다는 점을 보여 줌으로써, 시청자 자신들도 할 수 있다는 용기를 심어 주게 되어 기뻤습니다.

자연스럽게 다양한 다이어트 방법이 난무하는 상황에서 어떤 것을 택해야 할지, 무엇이 쉽고도 건강하게 뺄 수 있는 것인지, 궁극적으로 내게 꼭 맞는 다이어트 식단을 궁금해 하던 많은 분들의 호응을 얻게 되었습니다. 인터넷 포털 사이트 실시간 검색어 1위는 물론, 높은 시청률을 기록한 것이 그 증거였습니다. 이에 힘입어 1년여 동안 한국인의 건강 전도사 역할을 충실히 이행했던 SBS 출발모닝와이드 〈밥상보감〉 제작팀은 그동안 가장 호응이 좋았던 9가지 다이어트 방법을 정리해 한 권의 책으로 내놓게 되었습니다.

《잘 먹어야 쏙 빠진다》는 〈밥상보감〉의 방송 취지와 마찬가지로 다이어트 소개뿐만 아니라 철저한 분석을 통한 문제점 지적과 개선점까지 꼼꼼히 수록하였습니다. 특히 실제 사례자를 통한 검증과 비만 전문의 두 분의 감수를 통해 신뢰성을 높였습니다. 또한 다이어트에 앞서 필요한 마음가짐과 방송 내용에서 편집상의 문제로 담지 못했던 내용들까지도 추가하여 정리하였습니다.

단 한 권의 책으로 다이어트에 성공할 수 있다고 호언장담할 수는 없지만, 여러분은 우리가 먹고 있는 밥상에 어떤 비밀이 숨어 있고, 또 중요한지, 어떻게 먹어야 비만에서 벗어날 수 있는지에 대한 해답을 이 책의 마지막 장을 덮는 순간 얻을 수 있을 것입니다.

여러분들도 쉽고 실천 가능한 다이어트를 하시길 바라며

2011년 7월

작가 한지혜

contents

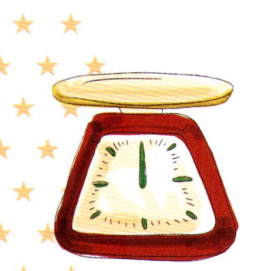

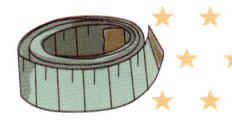
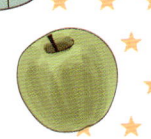

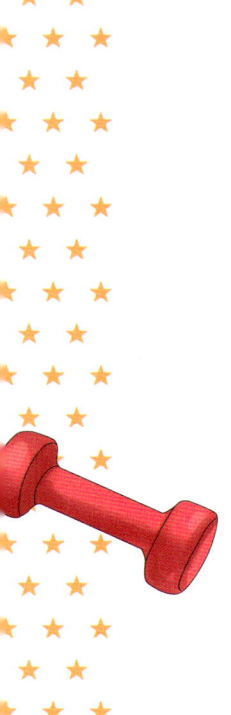

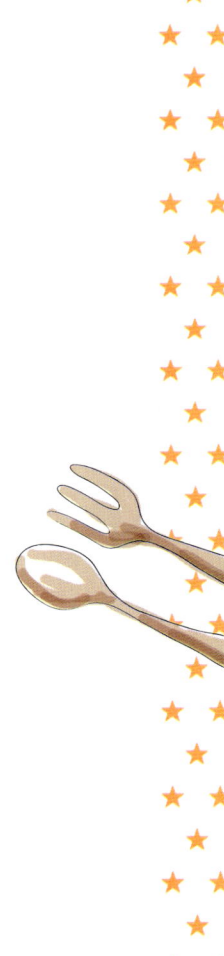

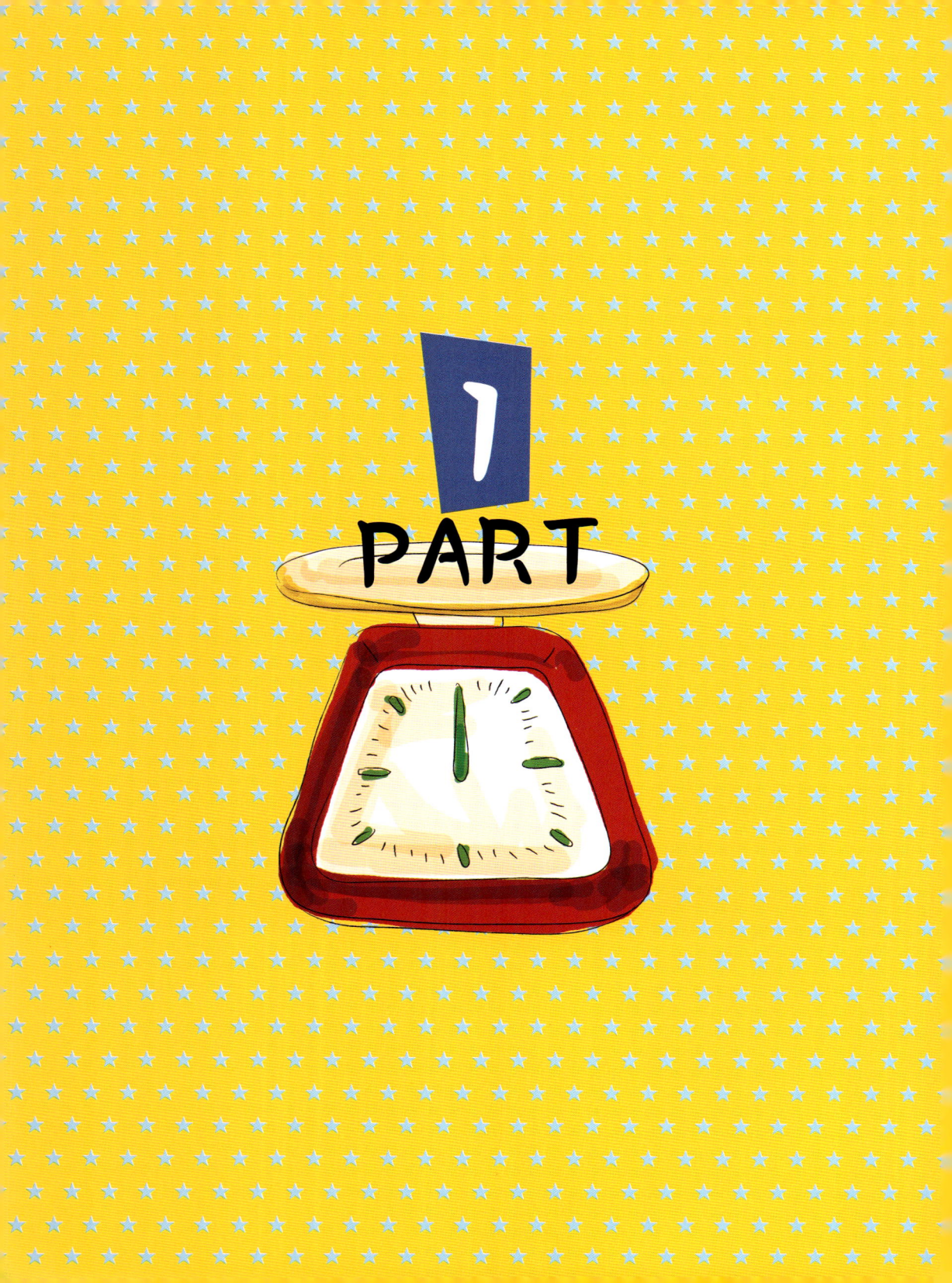

PART

1

아무도 알려 주지 않았던 다이어트의 비밀

왜 나는 늘 다이어트에 실패하는 것일까?

다이어트 지름길이 곧 요요 현상을 부른다!

다이어트에 도전하는 사람들의 한결같은 바람은 '단기간'에 '많은' 체중을 감량하는 것이다. 그러나 이 바람을 실천하는 순간 다이어트는 실패로 이어진다. SBS 출발모닝와이드 〈밥상보감〉을 1년여 방송하는 동안 수많은 다이어트 성공담과 실패담을 인터뷰하며 얻은 결론이다. 지금도 다이어트라는 거대한 대륙에서 지름길을 찾고자 다양한 방법을 몸소 실천하는 분들에게 단호하게 고하건대 다이어트에 지름길이란 없다. 지름길처럼 보이는 길을 찾았다고 해도 그 길 끝에 기다리고 있는 것은 다이어트 도전자들이 생각만 해도 끔찍하다는 요요 현상일 것이다.

실제로 '덴마크 다이어트' 편에 출연했던 다이어트 도전자도 덴마크 다이어트로 단기간에 체중 감량에 성공했지만 그 후에 찾아온 요요 현상으로 다시 몸무게가 원점이 되는 경험을 했다. 그 뒤 덴마크 다이어트에 대한 문제점을 알아보고 개선된 덴마크 다이어트를 통해 일주일에 3kg을 건강하게 감량하는 행운을 얻었다.

요요 현상으로 예전 몸무게로 돌아온 것은 그나마 다행이다. 하지만 어떤 다이어트 도전자는 체중이 원점을 넘어 되 찌게 되는 다이어트 부작용을 겪었다.

그렇다면 단기간에 많은 체중 감량을 바라는 것이 왜 이런 실패를 낳는 것일까? 그 이유는 무리한 다이어트 식단이 있다. 단기간에 체중을 감량하려면 그만큼 밥상에는 허점이 많아진다. 칼로리를 낮춰야 하는 것은 물론 탄수화물과 지방의 섭취를 극히 제한해 영양소의 불균형을 이루는 식단이 될 수밖에 없다. 이런 영양 불균형을 이룬 식단은 단기간 빠른 체중 감량을 가능하게는 하지만 그 뒷일은 책임지지 않는다. 요요가 와서 체중이 원래대로 되돌아오건, 살이 더 찌건 상관없다. 그래서 대개 비만 전문의들은 이런 속성 다이어트를 권하지 않는다. 다만 웨딩 사진을 촬영하거나, 급하게 면접을 봐야 하는 취업 준비생 등 단기간에 체중 감량이 꼭 필요한 경우에 한해서 마지못해 묵인하는 정도다.

속성 다이어트의 대표적인 것은 덴마크 다이어트, 마녀수프 다이어트, 원푸드 다이어트 등이 있다. 덴마크 다이어트는 고단백질, 저탄수화물, 저지방, 저칼로리 식단이다. 단백질을 제외하고는 섭취를 극히 제한하는 것이 특징이다. 덴마크 다이어트에 대한 문제점과 개선점은 본문에서 자세히 다루겠지만 간단하게 문제점을 짚고 넘어가자면, 탄수화물의 섭취를 제한하면 결국에는 체내에 지방 축적이 더 잘되는 체질로 변하게 된다. 즉 살이 더 잘 찌는 몸으로 바뀐다는 것이다. 일주일 만에 5kg 감량을 책임진다고 해서 기적의 다이어트라 불리는 마녀수프 다이어트도 상황은 마찬가지다. 2010년 방송 후 인터넷 포털 사이트 실시간 검색어 1위에 오르며 유행 다이어트의 탄생을 알렸던 해독 다이어트의 일종인 마녀수프 다이어트는 탄수화물뿐만 아니라 단백질까지 섭취를 제한하고 있어 근육 손실과 지방 축적 증가를 동시에 일으킨다. 그래서 SBS 출발 모닝와이드 〈밥상보감〉 방송을 통해 마녀수프의 장점을 살리면서 요요 현상을 줄일 수 있는 개선 식단을 제공했었는데 이 책에서 그 내용을 상세하게 소개한다.

그러나 개선된 식단은 이런 속성 다이어트가 갖고 있는 가장 큰 장점인 '단기간'에 살을 뺄 수 있다는 점은 약속할 수 없다. 체중 감량은 더디겠지만 대신 영양 불균형을 보완한 만큼 건강한 다이어트임은 분명하다. 단기간에 살을 빼는 요행을 바라기보다는 건강한 밥상과 운동을 병행해서 서서히 체중을 감량해 나가는 것이 다이어트의 정석이 아니겠는가.

위험한 밥상, 유행 다이어트의 함정

요즈음은 여성뿐만 아니라 평범한 직장 남성들까지 한번쯤은 다이어트에 도전해 봤을 정도로 우리는 다이어트 마라톤 시대에 살고 있다고 해도 과언이 아니다. 그래서 하루가 다르게 생겨나는 신종 다이어트 방법과 입소문을 타고 전수되는 다이어트, 유명 연예인을 통해 인기를 얻는 다이어트 방법까지 출처가 불분명한 수많은 다이어트 방법이 인터넷을 통해 떠돌아다니고 있다. 그렇기 때문에 독이 되는 다이어트 방법과 약이 되는 다이어트 방법을 잘 구별하는 것이 다이어트의 성패를 좌우한다. 여기서 잠깐 SBS 출발모닝와이드 〈밥상보감〉 주치의로 활동한 김진혁 원장의 도움을 받아 실제로 연예인을 통해 유행하는 다이어트 방법이 가지고 있는 함정은 무엇인지 알아보자.

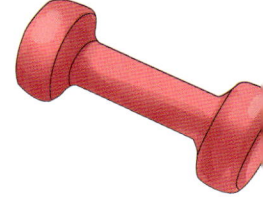

김진혁 원장의
다이어트 꼬집기

기네스 펠트로와 서인영의 바나나 다이어트

　날씬한 몸매로 컴백해 화제가 됐던 가수 서인영이 2달 동안 6kg 감량에 성공할 수 있었던 비결로 꼽은 것은 바로 바나나 다이어트였다. 또한 177cm의 키에 군살 하나 없는 날씬한 몸매를 자랑하는 기네스 펠트로도 바나나 가루 다이어트로 몸매를 유지했다. 두 스타를 통해 화제의 다이어트 식품으로 떠오른 '바나나'의 정체를 파헤쳐 보자.

바나나 다이어트, 체중 감량의 비밀

　식사량을 줄이는 원푸드 다이어트의 경우 음식 섭취가 줄어서 생기는 저식이성 변비가 잘 생긴다. 그러나 바나나 다이어트는 식이 섬유의 일종인 펙틴이 풍부해 장의 기능을 활성화시켜서 다이어트 중 발생할 수 있는 변비 예방에 탁월한 효과가 있으며, 적은 양을 먹어도 포만감을 높여 식욕을 제어하는 데 크게 도움이 된다. 또한 바나나에는 칼륨이 풍부해 체내 나트륨 배출을 돕고 붓기를 예방해 주기도 한다. 또한 신경을 안정시키는 세로토닌의 촉진을 돕는 트립토판도 풍부해서 다이어트로 인해 발생하는 스트레스를 많이 줄여 준다.

기네스 펠트로가 했다는 '바나나 가루 다이어트'의 핵심은 바나나 가루에 첨가하는 감식초와 우유에 있다. 감식초는 체내의 독소를 밖으로 배출시킴과 동시에 지방 합성을 억제하고 지방 분해를 촉진시킨다. 칼슘과 단백질이 풍부한 우유는 포만감에 도움을 주고 근육 손실을 줄여 준다. 또한 앞서 언급한 바나나 다이어트의 장점인 풍부한 식이 섬유는 변비를 막아 주고, 칼륨은 나트륨으로 인한 붓기를 빼는 데 도움을 주어 탄탄한 몸매를 만드는 데 큰 역할을 한다.

바나나 다이어트 방법

□ 아침 식사는 잘 익은 바나나 1~2개를 물과 함께 섭취한다.

□ 점심 식사는 한식 위주로 기존 식사량을 조금 줄여서 먹고, 열량이 높거나 기름지고 단 음식, 맵고 짠 자극적인 음식은 피하는 것이 좋다. 현미밥이나 미역국, 된장국 같은 종류가 좋다.

□ 저녁은 아침처럼 바나나 1~2개를 물과 함께 천천히 꼭꼭 씹어 먹는다.

□ 1시간 정도의 걷기나 줄넘기 같은 유산소 운동을 병행해 효과를 극대화시킨다.

□ 점심과 저녁 사이 배고픔을 참지 못하겠다면 간식은 바나나 1개와 우유로 대신한다.

바나나 가루 다이어트 방법

☐ 바나나 가루 1큰술을 감식초 1큰술과 함께 우유 1잔에 넣고 섞는다.

☐ 식사 30분 전에 마시고, 식사는 세 끼 모두 거르지 않으면서 식사량을

   반으로 줄인다.

원푸드 다이어트의 함정

바나나 다이어트와 함께 유행했던 고구마 다이어트와 고등어 다이어트도 원푸드 다이어트에 속한다. 이런 원푸드 다이어트는 한 가지 음식 위주로 먹기 때문에 쉽게 질릴 수 있어 장기적으로 실천하는 데에는 많은 인내심을 필요로 한다. 또한 기호의 문제를 떠나 영양을 고르게 섭취할 수 없는 식단이기 때문에 2주 이상 실천하는 것을 권장하지 않는다.

바나나 다이어트와 마찬가지로 고구마 다이어트도 적정 수준의 탄수화물이 포함되어 있어 포만감을 주며, 비타민도 풍부하고, 열량 흡수율도 낮은 편이다. 식이 섬유가 풍부해 배변 활동에 좋다는 점에서 바나나 다이어트와 유사하다(단, 고구마 다이어트는 소화율이 떨어지므로 위장 장애가 있는 경우에는 피하는 것이 좋다). 고등어 다이어트도 우유와 고등어를 함께 먹는 방법이기 때문에 양질의 단백질을 섭취할 수 있다는 점에서는 근육 손실을 조금 피할 수 있을 것으로 보인다.

그러나 모두 특정 영양소에 집중된 다이어트이다 보니 영양 불균형으로 인한 부작용은 막을 수 없다. 근육이 손실되어 요요 현상에 취약하게

되고, 이런 상태가 장기화되면 면역력이 약해지거나 위장염, 생리 불순 등이 나타날 수 있다.

소녀시대와 김연아의 저칼로리 다이어트

일반적으로 가장 많이 하는 다이어트가 식사량을 줄이는 저칼로리 다이어트이다. 얼마 전 TV에서 소녀시대 식단이 공개되어 화제가 된 적이 있었다. 처음에는 초저열량식으로 800kcal 이하라는 설이 있었으나 실제로는 1500kcal였다. 소녀시대도 매일 식단표대로 먹는 것이 아니라 집중적으로 관리가 필요한 콘서트나 큰 방송을 앞두었을 때 주로 한다고 한다.

1500kcal 식단표

현미밥 150g, 닭가슴살구이(마늘과 양파를 넣어 굽지만 소금 간은 하지 않은 것) 100g, 계절 나물 50g, 데친 브로콜리 5쪽

현미밥 150g, 아침 식사와 똑같은 닭가슴살구이 100g, 양배추와 파프리카 샐러드 100g, 아몬드 10알

고구마 100g, 삶은 달걀 3개(2개는 흰자만 섭취), 양배추와 파프리카 샐러드 100g

고구마 100g 또는 호밀빵 100g, 저지방 우유 1컵 뜨는 두유 1컵, 방울토마토 5알 또는 아몬드 20알 또는 호두 4쪽

경기를 위해 몸매가 드러난 의상을 입은 김연아 선수를 보면 가녀려 보인다. 하지만 격렬한 핸드볼 경기 수준과 맞먹는 분당 8kcal의 체력을 소모하는 피겨스케이팅을 하는 모습에서는 단단함이 느껴진다. 그래서 김연아 선수의 식단은 체력을 유지하면서 날씬한 몸매를 관리하는 것이 관건이다. 김연아 선수는 인터뷰 중에서 "특별한 다이어트 식단은 없지만 아침에는 어머니가 해주시는 한식을 먹고, 점심은 훈련장에서 샐러드나 과일, 빵, 두유 등으로 해결하고 저녁에는 과일과 시리얼을 주로 먹는다."라고 식단의 일부를 소개한 적이 있다. 김연아 선수는 식물성 단백질을 주로 섭취하고 시즌 중에는 육류를 전혀 섭취하지 않는 것으로 알려져 있으며 필요한 근육과 근력을 유지하기 위해 단백질이 풍부한 콩, 두부 등을 하루 섭취 열량 1200kcal에 맞추는 것이 특징이다. 과일이나 샐러드도 즐기는데 특히 항산화 성분이 풍부해 운동 후 피로 물질인 젖산을 제거하는 효과가 있는 딸기, 토마토, 앵두 등 붉은 과일을 주로 먹는다고 한다.

저칼로리 식단도 하한선을 지켜야 한다

저칼로리 다이어트라고 해서 무조건 식사량을 줄이고 적은 칼로리를 섭취하는 것이 좋다고 생각하기 쉽다. 하지만 1000kcal 이하로 섭취하면 도리어 살이 안 빠지는 체질로 변하고, 요요 현상을 초래할 수 있다. 소녀시대와 김연아 선수가 저칼로리 다이어트를 하면서도 1500kcal, 1200kcal로 식단을 구성한 데에는 다 이유가 있었던 것이다.

최근 유행하는 속성 다이어트의 결과

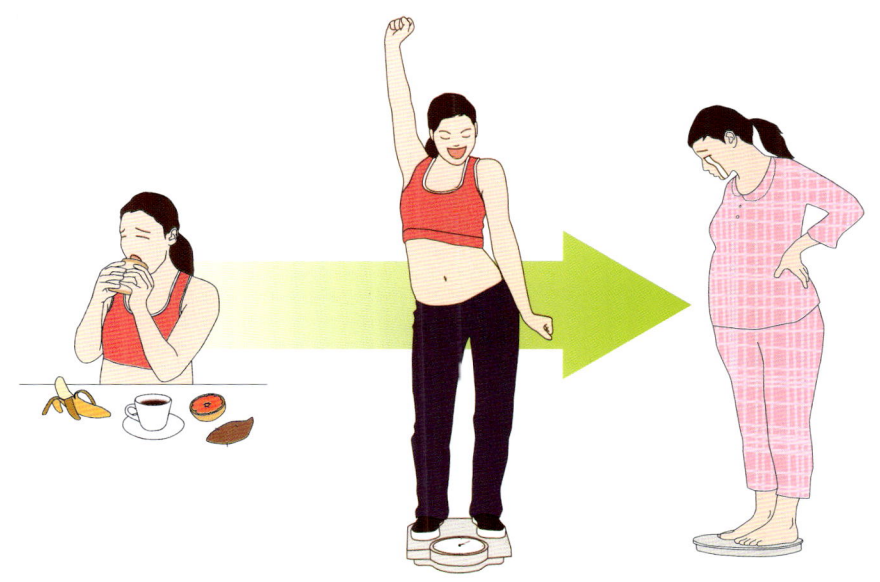

개선된 식단으로 건강하게 다이어트한 결과

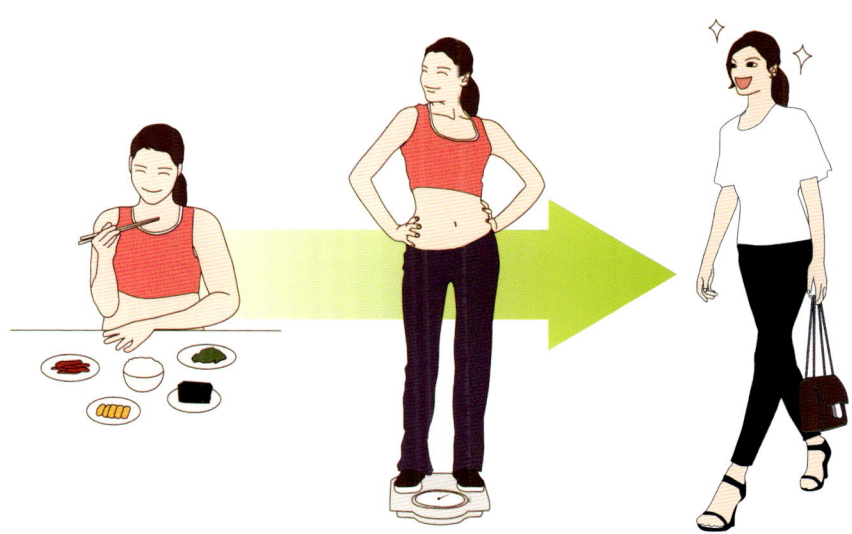

최소한의 칼로리 섭취는 단기간 빠른 체중 감량 효과를 볼 수 있지만, 한편으로는 무기력해지고, 건강을 해칠 위험이 많을뿐더러 신진대사 저하를 낳을 수 있다. 또한 인간의 3대 욕구인 식욕과의 싸움을 지속적으로 해야 하기 때문에 저칼로리 다이어트를 장기간 하게 되면, 스트레스에 의해서 폭식을 할 수 있다.

게다가 기초대사량에도 못 미치는 하루 800kcal 미만의 초저열량 식사를 하게 되면 뇌에 꼭 필요한 포도당 등을 만들기 위해서 근육에 있는 단백질을 꺼내어 에너지원으로 사용하게 된다. 이로 인해 근육 손실이 일어나 기초대사량이 떨어지게 된다. 근육이 손실되어 기초대사량이 낮아지는 까닭은 근육이 우리 몸의 일차적인 에너지 소비자로서 하루치 기초대사량의 40%를 차지하기 때문이다. 일단 체중이 빠지게 되니까 다이어트에 좋은 것처럼 보이지만, 기초대사량이 떨어지면 도리어 다이어트에 불리한 몸이 된다. 이것은 곧 요요 현상이 온다는 것이다.

최소한의 칼로리로 줄이더라도 웬만하면 1000kcal 이하로는 줄이지 않는 것이 좋은 방법이다. 매일 적어도 1200kcal가 있어야 각종 필요한 영양분을 채울 수 있고, 효율적인 대사율을 유지해서 묵은 지방을 태우고 새로운 지방이 생기지 않도록 할 수 있다. 무조건 적게 먹는 게 능사는 아니다.

나는 정말 다이어트가 꼭 필요한 것일까?

기초대사량이 떨어지면 왜 다이어트에 더 불리해지는 것일까?

앞서 초저열량 다이어트나 원푸드 다이어트가 쉽게 살이 찌는 체질로 바꿔 놓는다고 말했다. 하루에 몸이 필요로 하는 단백질이 충족되지 못할 경우 근육 손실이 일어나고 이로 인해 기초대사량이 떨어지기 때문이다. 즉 기초대사량을 떨어뜨리지 않을 만큼의 하루 섭취량을 유지하거나 혹은 더 높여야 건강한 다이어트를 할 수 있다는 말인데 우리는 왜 그래야 하는 것일까? 그 이유를 찾기에 앞서 기초대사량이 무엇인지 알아보자.

기초대사량이란 신체가 호흡과 심장 박동, 체온 유지 등의 기본적인 생명 유지 활동을 위해 꼭 필요로 하는 에너지의 양을 말한다. 기초대사량이 높은 사람은 상대적으로 기초대사량이 낮은 사람보다 가만히 있어도 더 많은 양의 에너지를 자연스레 소비하고 있다는 뜻이다. 같은 양의 음식을 덕고 비슷한 활동량을 갖더라도 친구는 살이 안 찌는데 나만 살이 찌고 있는 것 같다고 생각된다

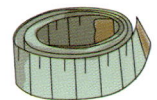

면 나의 기초대사량이 낮기 때문이라고 생각해 볼 수 있다. 기초대사량이 낮을 경우 섭취한 칼로리가 몸속에서 연소되지 않고 지방으로 쌓이고, 몸속 순환이 잘 되지 않아 더 살이 찌게 되는 것이다.

기초대사량은 성별, 활동 정도, 신장, 체중, 나이에 따라 조금씩 다르다. 보통 남성이 여성보다 높고, 10대를 정점으로 하여 나이가 들수록 기초대사량이 조금씩 떨어진다. 보통 성인 남성은 하루에 1800~2000kcal, 성인 여성은 1400~1600kcal 정도가 기준이다.

기초대사량 산정 공식 Harris-Benedict Equation 방법

남자 : 66.47+{13.75 X 체중(kg)}+{5 X 신장(cm)} − (6.76 X 나이)

여자 : 655.1+{9.56 X 체중(kg)}+{1.85 X 신장(cm)} −(4.68 X 나이)

나는 정말 뚱뚱한 것일까?

실제로 사람들은 자신이 비만이 아님에도 불구하고 뚱뚱하다고 여기는 경우가 많다. 특히 젊은 여성들 중에 그런 경우가 더 많다. 옆에 있는 친구가 내가 보기에는 굉장히 말라 보이는데 자신은 뚱뚱하다며 새 모이만큼 밥을 먹거나 아예 굶는 경우를 본 적이 있을 것이다. 주변 사람들이 다이어트를 한다니 나도 덩달아서 해야 할 것 같은 느낌에 휩쓸려서 할 때도 있을 것이고, 옷 가게에 갔는데 작은 옷이 맞지 않아 건강하게 적당한 몸매임에도 불구하고 평균적인 몸매가 아니라는 생각에 다이어트를 하는 경우도 있을 것이다.

다이어트를 하기에 앞서 자신이 객관적으로 비만인지 아닌지를 알기 위해서는 먼저 체질량지수(BMI, Body Mass Index)를 구해보는 것이 좋다. 체질량지수는 세계적으로 사용되고 있는 신장 대비 체중의 수준으로써 체중과 신장을 알면 누구라도 간단히 산출할 수 있다.

체질량지수 = 체중(kg)÷신장(m)²

보건복지부의 자료에 따르면 성인을 기준으로 본 체질량지수 기준은 다음과 같다.

구분	체질량지수	
저체중	18.5 미만	예를 들어 자신의 현재 체중이 60kg이고 키가 165cm일 때 체질량지수는 60kg÷(1.65×1.65)=22.04로 정상 범주에 속한다.
정상	18.5~24.9	
비만	25 이상	

단, 비만이란 몸속에 지방이 지나치게 많이 축적되어 있는 상태를 말하기 때문에 신장과 체중을 토대로 한 체질량지수만으로는 자신이 비만인지 아닌지를 정확하게 판단할 수는 없다. 이때 유효한 비만의 기준은 체지방률이다. 체중은 많이 나가지만 그만큼 근육량이 많은 경우라면 체지방량이 정상이기 때문에 사실상 비만이 아니라고 할 수 있다. 이런 경우에는 체중을 감량하는 것보다 현재 체중을 유지하는 것만으로도 충분하다. 그럼에도 불구하고 자신이 단순히 체중이 많이 나간다는 사실 때

문에 뚱뚱하게 여겨진다면 몸매를 다듬는 정도의 운동을 해주는 것이 좋다.

반대로 체중은 정상이긴 하지만 근육량이 적고 지방이 많은 경우가 있다. 이것을 마른 비만이라고 한다. 남성의 경우 체지방률이 25% 이상, 여성의 경우 30% 이상일 때 마른 비만으로 분류된다. 최근 2~30대 마른 비만 여성이 늘어나고 있는데 마른 비만은 각종 스트레스와 원푸드 다이어트와 같은 잘못된 다이어트 방법, 불규칙한 식습관, 저단백 고열량의 식사, 운동 부족 등으로 인해 발생한다.

예컨대 키가 164cm에 몸무게가 52kg으로 체질량지수는 정상이지만 유달리 배에 살이 많고 팔다리가 가는 경우 마른 비만이라고 할 수 있다. 겉보기에는 날씬해 보이지만 특히 내장 지방이 많은 경우이다. 내장 지방은 말 그대로 내장 기관 사이사이에 지방이 존재하는 것이다. 이로 인해 혈관에 지방이 쌓이면서 혈관을 막게 되면 뇌와 심장 질환 등의 심혈관 질환을 일으키게 된다. 따라서 다이어트는 나의 체질량지수와 체지방률을 살펴본 뒤에 '건강'을 목적으로 두고 올바른 다이어트 식단으로 시작하는 것이 바람직하다.

5대 영양소를 잡으면 다이어트 성공의 길이 열린다

비만 전문의 박용우 박사는 다이어트 성공의 진리는 바로 '건강'에 있다고 한다. 건강한 사람은 살이 잘 빠지지도 않지만, 살이 잘 찌지도 않는다는 것이다. 우리 몸이 적정 체중보다 살이 쪘다면 그것은 우리가 건강하지 않기 때문이다. 따라서 살을 빼기 위한 가장 최상의 방법은 잃어 버린 건강을 되찾는 것이다. 그러나 우리는 눈앞에서 왔다 갔다 하는 체중계 눈금에만 온통 집중하며 그저 살을 빼는 데에만 급급한 나머지 요요 현상과 건강 악화라는 다이어트 부작용을 겪게 된다. 그렇다면 잃어버린 건강을 되찾기 위해서 어떻게 해야 할까?

잘 먹고, 잘 자면 된다. 살을 빼기 위해서 오늘도 먹을 것을 참고 줄이는 사람들에게는 의아하게 들리겠지만 사실이다. 현대인이 살이 찌는 이유는 영양 과다가 아니라 영양실조에서 비롯된다는 측면에서 본 다이어트 비법이다. 살찌는 밥상을 한번 잘 들여다보면 잘 먹어야 한다는 의미에 대해서 이해할 수 있을 것이다. 그래서 SES 출발모닝와이드 〈밥상 보감〉에 출연한 다이어트 도전자들에게 가장 먼저 권했던 것은 자신이 평소 먹었던 밥상을 그대로 재연해서 보여 달라는 것이었다. 자신이 현재 먹고 있는 밥상을 보면 왜 살이 쪘는지, 앞으로 어떻게 개선할 수 있는지 보이기 때문이다.

그렇다면 다이어트 도전자들의 밥상은 어땠을까? 영양 과다였을까? 아니다. 역시 영양이 실종된 밥상이었다. 정확하게 말하자면 특정 영양소의 과다였다. '원시인 다이어트' 편에 출연했던 정연순 도전자의 평소 밥상은 아침은 굶고, 점심은 밥 두 그릇에 불고기와 김치찌개, 저녁은 라면 2인분으로 차려졌다. 먼저 우리의 몸을 활성화시켜야 하는 아침에 음식을 전혀 찾아볼 수 없다는 것은 건강의 적신호이자 폭식의 원인이 되었다. 그리고 점심부터 예외 없이 폭식이 시작되었다. 밥 두 그릇을 비우며 탄수화물을 과하게 섭취하고는 저녁 또한 라면으로 해결하면서 탄수화물 위주의 영양 불균형 밥상이 이어졌다. 이렇게 탄수화물을 과하게 섭취하는 것은 곧 지방 축적을 의미한다. 실제로 제작진이 정연순 주부의 집을 방문했을 때 부엌에 가득히 쌓인 라면을 쉽게 볼 수 있었다. 또한 한국형 디톡스(해독) 다이어트 도전자로 나선 올해 19살 문정혜 양의 밥상을 살펴보더라도 영양실종이 비만의 원인임을 알 수 있다. 편식이 심한 정혜 양은 밥과 채소, 육류를 거의 먹지 않고 피자, 스파게티, 떡볶이, 과자 등 밀가루 음식을 주로 섭취했다. 이런 편식은 19살 어린 나이임에도 불구하고 지방간과 콜레스테롤 수치 초과라는 결과를 낳았다. 그러나 두 사람 모두 100일 동안 밥상을 바꾸면서 정연순 주부는 11kg 감량, 문정혜 양은 8kg 감량이라는 놀라운 변화를 이끌어 냈다.

이런 다이어트 성공의 핵심은 탄수화물, 단백질, 지방, 비타민, 무기질로 구성된 5대 영양소를 골고루 먹는 것이다. 실제로 비만 전문가들은 5대 영양소를 잡아야 요요 현상이 없는 다이어트가 가능하다고 입을 모았다. 5대 영양소를 적당히 섭취하는 것이 최고의 다이어트 식단이라는 것이다. 탄수화물의 섭취를 제한하면 당장 체중 감량이 눈에 띄지만 나중에는 오히려 지방이 쌓이기 쉬운 체질로 변하고, 단백질의 섭취를 제한하면 근육 손실이 생겨 기초대사량이 떨어진다. 또한 그동안 살찔까 봐 외면했던 지방도 어떤 지방이냐에 따라 다이어트에 도움이 된다. 양질의 지방인 불포화 지방산은 식욕을 억제하고, 혈액 순환을 원활하게 해서 지방을 더 빨리 산화시키는 효과를 갖고 있다. 그 밖에 비타민과 무기질은 포만감을 빨리 불러오고 노폐물 배출에 도움을 준다.

아무리 힘들게 운동을 해도 여전히 식단을 바꾸지 않은 채 피자나 맥주, 원푸드를 먹거나 혹은 아예 먹지 않는다면 살은 빠지지 않을 것이다. 5대 영양소를 골고루 섭취해야 우리 몸 곳곳이 제 기능을 해서 체중 감량은 물론 건강한 몸을 만드는 것이다. 따라서 5대 영양소를 잡아라! 다이어트 성공의 길이 열릴 것이다.

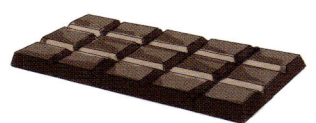

PART

2

나는 이렇게 다이어트에 성공했다

01

다이어트를 위해 원시인이 되다!
한국형 원시인 다이어트

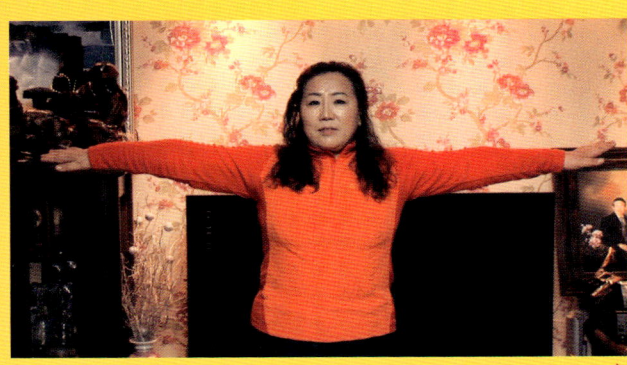

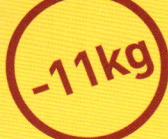

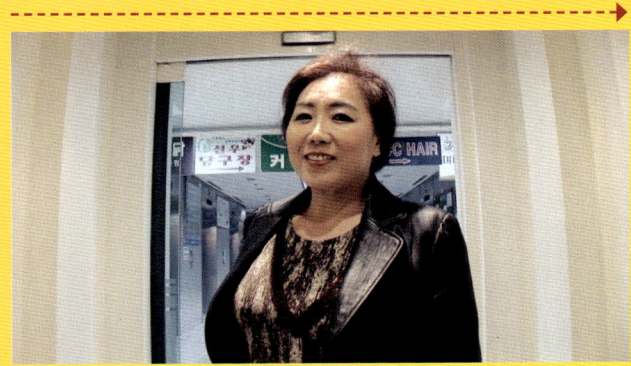

정연순

나이 52세
직업 남편과 30세 아들을 둔 평범한 가정주부
다이어트 전 몸무게 77.5kg
다이어트 후 몸무게 66.5kg
99 사이즈에서 77 사이즈로 감소!

한 번도 날씬한 적 없는 만년 비만

태어나서부터 한 번도 날씬한 적이 없었다는 자칭 모태 비만녀 정연순 주부는 살을 빼기 위해 한방 침술과 약, 사우나, 단식까지 안해 본 것이 없었다. 그러나 모든 방법을 총 동원해서 살을 빼고 나면 곧이어 무서운 요요 현상이 찾아왔다. 게다가 10년 전 난소 적출 수술을 한 후에는 살이 더 쪄서 그녀의 몸무게는 무려 77.5kg까지 기록했다. 체지방률이 40%가 넘으면서 고도 비만 진단이 나왔는데, 그녀를 직접 진단한 비만 전문의 박용우 박사에 따르면 몸도 많이 부어 있고, 자칫 합병증으로 이어질 수 있는 심각한 상황이라고 했다. 그래서 SBS 출발모닝와이드 〈밥상보감〉을 통해 그녀의 생애 마지막 다이어트가 시작되었다.

긴급 점검! 살을 찌우는 식습관 공개

SBS 출발모닝와이드 〈밥상보감〉 제작진이 일주일 동안 정연순 주부의 식습관을 관찰한 결과, 비만 식단의 전형을 보이고 있었다. 아침 식사를 거른 지는 수 년이나 됐고, 아침 식사를 거르다 보니 점심 식사부터 폭식이 시작됐다. 점심 식사는 밥도둑이라 불리는 김치찌개에 불고기, 밥 두 공기, 저녁 식사는 라면 2인분, 거기에 야식으로 치킨에 맥주까지 먹었다. 그야말로 살이 찔 수밖에 없는 식단이었다.

다이어트 성공 이후 99 사이즈에서 77 사이즈로!

정연순 주부는 다이어트 성공 전 허리 사이즈 32인치조차 맞지 않아

가지고 있던 바지만이라도 꼭 다시 입고 싶다는 소박한 바람을 가지고 있었다. 마침내 그녀는 100일간의 다이어트 도전 후 원하던 바지는 물론 스키니진까지 소화할 수 있는 날씬한 몸매로 돌아왔다. 99 사이즈에서 77 사이즈로 옷 사이즈를 두 단계나 줄여 하의 실종이 아니라 '하체 실종'을 온몸으로 느끼며 친구들의 부러움을 샀다. 또한 아마추어 가수를 꿈꿨던 그녀는 트로트 가수 김혜연과의 만남을 통해 다이어트 비법과 가수로서의 삶에 대한 멘토링까지 받아 자신의 꿈에 한 발짝 다가갈 수 있었다.

🍲 한국형 원시인 다이어트 식단 맛보기

단백질과 채소가 주를 이루는 원시인 다이어트
밥심으로 살아가는 한국인 입맛에 맞는 한국형 원시인 다이어트로 식단 개선

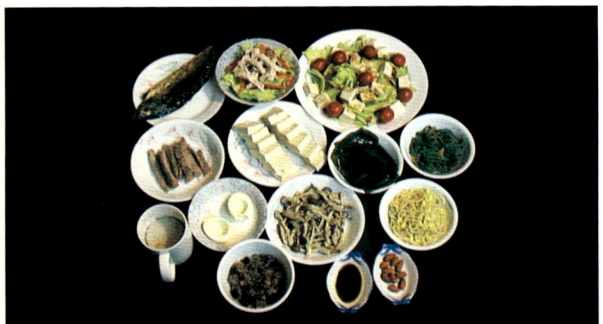

🍴 한국형 원시인 다이어트란

- 곡물, 콩류 등 탄수화물 섭취를 제한한 기존 저탄수화물 원시인 다이어트 식단에 현미밥 반 공기를 추가, 한국인 입맛에 맞는 식단으로 개선
- 하루에 6끼 섭취, 배고픈 다이어트 NO! 공복 없는 다이어트
- 칼로리는 계산하지 않고, 단백질과 채소는 배부를 때까지 마음껏 먹는다.

➕ 한국형 원시인 다이어트로 GO! GO! ▶ ▶ ▶ 70page

일주일 동안 먹기만 하면 5kg이 쏘옥! 마녀수프 다이어트

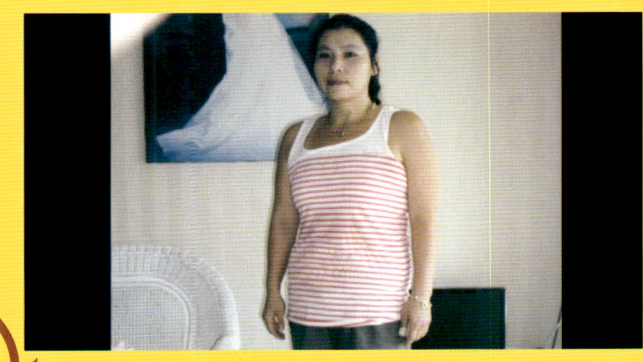

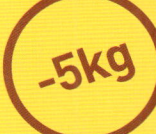

-5kg

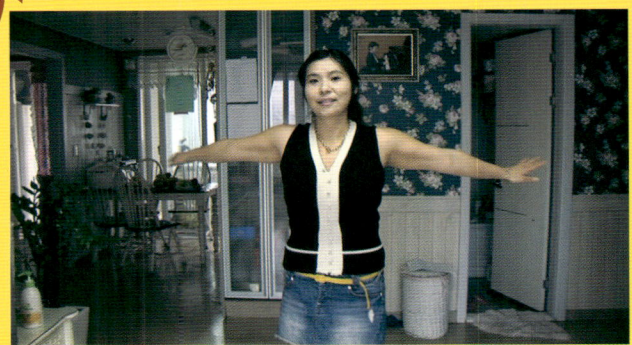

조혜정

나이 36세
직업 초등학교 4학년 아들과 1학년 딸을 둔 가정주부
다이어트 전 몸무게 66kg
다이어트 후 몸무게 61kg
단 일주일 만에 5kg 감량 성공!

난공불락과도 같았던 내 살들

조혜정 주부는 결혼 전에는 자랑할 만큼은 아니지만 군살 없는 몸매로 남부럽지 않았다. 그러나 그녀도 피해갈 수 없는 것이 있었으니, 바로 임신과 출산이었다. 초등학교 4학년 아들과 1학년 딸은 무엇과도 바꿀 수 없는 보석과도 같은 존재지만 하나를 얻으면 하나를 잃는다는 말처럼 아이들을 얻은 대가는 잔인했다. 뱃살에 등과 팔뚝 살까지 어느 한 곳 살이 찌지 않은 곳이 없었던 것이다. 혼자서 다이어트를 여러 번 시도해 보기도 했지만 그녀의 살들은 난공불락같이 좀처럼 빠질 기미를 보이지 않았다. 그러던 그녀에게 찾아온 기회! 살을 빼서 놀이공원에 함께 가겠다는 아이들과의 약속을 지키기 위해 일주일간 SBS 출발모닝와이드 〈밥상보감〉을 통해 다이어트에 도전하게 되었다.

긴급 점검! 살을 찌우는 식습관 공개

여느 엄마들처럼 그녀는 집에서 잔반 처리반으로 통했다. 아이들이 남긴 밥과 반찬이 아까워 먹다 보니 매번 자신의 적정 섭취량을 넘고 말았다. 또한 치킨, 튀김 등을 좋아하는 식성 탓에 밥상은 늘 기름진 음식들로 채워졌다. 임신과 출산이 비만의 시작이었다면 악화시킨 것은 자신도 모르게 밥상을 점령한 비만 식단에 있었던 것이다.

일주일 만에 눈에 띄게 살이 빠질 수 있을까?

조혜정 주부는 쇼윈도에 걸린 모습이 예뻐서 맞지도 않은 옷을 사서

옷장에 고이 모셔 두곤 했다. 아무리 입으려고 해도 너무 꽉 끼어 입을 수가 없었지만 지금은 상황이 달라졌다. "일주일 다이어트해서 얼마나 변화했을까?"라는 의문이 들겠지만, 그녀는 몰라보게 달라져 있었다. 우선 맞지 않았던 예쁜 옷을 입을 수 있게 된 것이다. 일주일 만에 5kg 감량, 상상이라도 해보았는가! 어떻게 식단을 차리느냐에 따라 한낱 꿈이 될 수도, 현실이 될 수도 있다. 조혜정 주부는 다이어트 성공을 현실로 이루어 내었고, 아이들과 놀이공원에 함께 가겠다는 약속을 지킬 수 있었다.

🍲 마녀수프 다이어트 식단 맛보기

일주일 동안 마녀수프 식단으로 다이어트 도전!
먹기만 하면 살이 빠진다는 간단명료한 마녀수프 살짝 공개

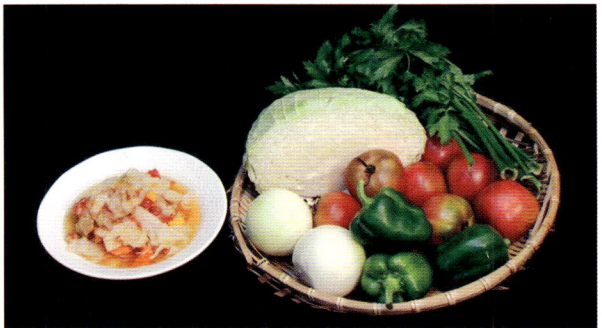

🍴 마녀수프 다이어트란

- 매일 마녀수프를 섭취하는 것만으로 놀라운 감량 효과를 볼 수 있다.
- 단기간 빠른 감량 효과로 결혼을 코앞에 둔 예비 신부, 취업 준비생에게 강력 추천
- 몸에 있는 노폐물과 독소까지 제거하는 해독 다이어트

➕ 마녀수프 다이어트로 GO! GO! ▶ ▶ ▶ 86page

03

출산 후 25kg 감량!
영국 황태자비가(家) 다이어트

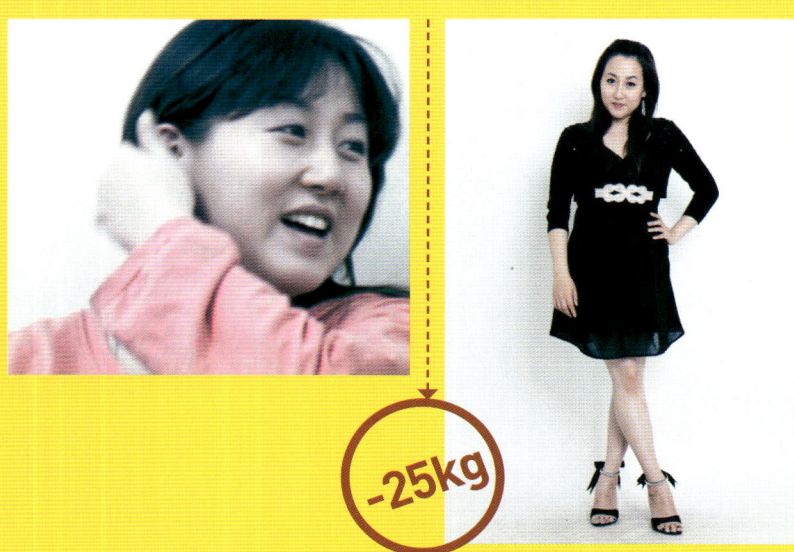

-25kg

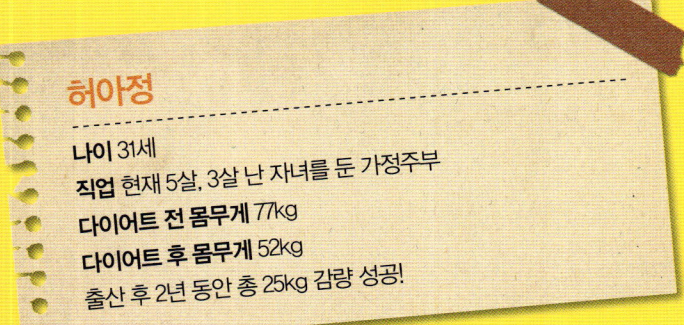

허아정

나이 31세
직업 현재 5살, 3살 난 자녀를 둔 가정주부
다이어트 전 몸무게 77kg
다이어트 후 몸무게 52kg
출산 후 2년 동안 총 25kg 감량 성공!

미스코리아 대회 출전자에서 77kg 아줌마가 되기까지!

허아정 주부는 결혼 전 체중 48kg으로 타고난 몸매를 자랑하며 미스코리아 지역 본선에까지 올랐었다. 그러나 임신과 출산을 겪는 동안 기하급수적으로 늘어난 살로 인해 체중은 무려 29kg이나 증가해 77kg에 달했다. 예전에 늘씬했던 아내를 잃어버린 남편은 내심 서운함을 내비쳤고, 점점 늘어나는 바지 치수에 한숨이 절로 나왔다.

긴급 점검! 살을 찌우는 식습관 공개

첫 아이에 이어 둘째 아이까지 출산하고 나니 이미 그녀의 체중은 인생에서 최고점을 찍게 되었다. 문제는 임신 중 식습관에서 시작되었다. 너무 과하게 먹고, 누워 있거나 음악을 듣는 등 정적인 태교가 주를 이루는 우리나라의 독특한 산모 문화가 비만을 초래한 것이다. 허아정 주부는 아이를 위해 하나둘씩 챙겨 먹었던 음식이 자신에게 비수가 되어 돌아올 줄은 몰랐다고 한다. 비단 그녀만의 일은 아닐 것이다.

아줌마가 아가씨로 보이는 위장술, 출산 후 3개월을 잡아라!

허아정 주부의 다이어트는 둘째 아이 출산 이후 바로 시작되었다. 출산 후 3개월 동안이 다이어트의 성패를 좌우하기 때문이다. 처음 1년은 모유 수유로 8kg을 감량하고 나머지 기간 동안은 식사량을 줄여 나갔다. 그렇게 1년을 보내고 본격적으로 영국 황태자비가(家) 다이어트라 불리는 뒤캉 다이어트를 시작했다. 총 2년 동안 무려 25kg 감량에 성공해 마침내 두 아이를 둔 엄마라고는 믿기지 않을 정도로 완벽하게 결혼 전 모습으로 돌아왔다.

🍽 영국 황태자비가(家) 다이어트 식단 맛보기

출산 후 비만에 좋다는 영국 황태자비가(家) 다이어트!
프랑스에서 이미 국민 다이어트로 불리는 뒤캉 다이어트를 미리 만나 보자.

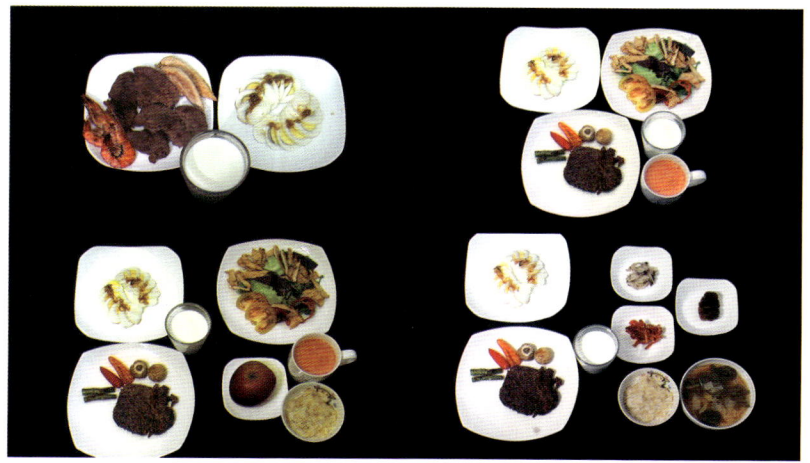

🍴 영국 황태자비가(家) 다이어트란

• 탄수화물과 지방 섭취를 제한한 고단백질 다이어트
• 초기에 빠른 감량 효과!
• 고기 없이는 못 산다는 분들에게 추천하는 다이어트!
• 총 4단계로 구성된 식단
　제1단계 〉 공략기 탄수화물 제한, 고단백 식이 요법으로 단백질 음식만 섭취
　제2단계 〉 강화기 고단백 식단과 채식을 번갈아 시행
　제3단계 〉 안정기 탄수화물 소량 섭취
　제4단계 〉 정착기 일주일에 하루만 탄수화물 제한 고단백 식단 섭취

➕ 영국 황태자비가(家) 다이어트로 GO! GO! ▶ ▶ ▶ 97page

04

밥 먹고 살 뺀다!
한국형 디톡스(해독) 다이어트

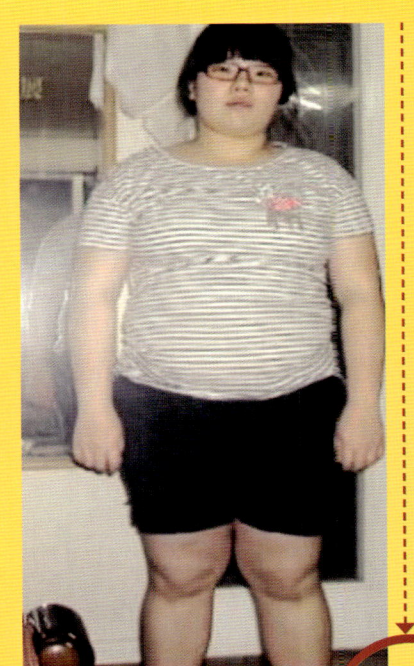 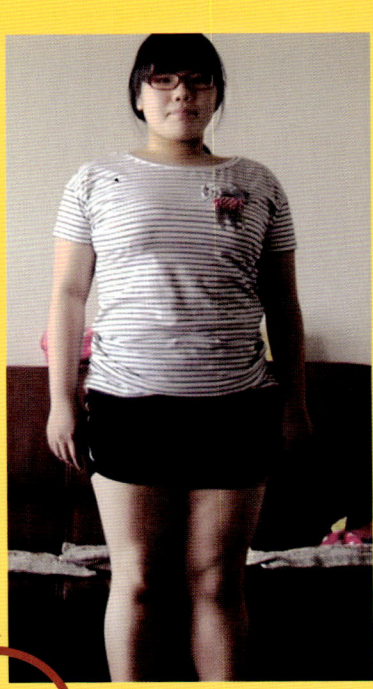

-8kg

문정혜

나이 19세

직업 고등학생

다이어트 전 몸무게 87.2kg

다이어트 후 몸무게 69kg

100일 동안 약 8kg 감량 성공!

교복이 비극이 되었던 18세 소녀

　문정혜 양을 처음 만난 때는 2010년 12월이었다. 다이어트에 대한 강력한 의지를 보이며 자신의 사연을 빼곡히 적은 10쪽 분량의 메일을 제작진 앞으로 보낸 것이 기억에 남는다. 한때는 체중이 90kg이 넘었는데 그나마 80kg대까지 줄인 상태였다. 가장 큰 사이즈의 교복을 어렵게 구해서 입었지만 조끼와 재킷 단추가 잠기지 않아 복장 불량으로 선생님에게 혼나기 일쑤였다. 길거리를 돌아다닐 때에는 뚱뚱하다는 이유로 시비를 거는 사람들 때문에 항상 호신용 스프레이를 소지해야 했다. 문정혜 양은 2011년이면 고3 수험생이 되는데 살이 찌니 피곤해서 보충 수업과 야간 자율 학습도 참여하기 힘들다며 제작진에게 도움을 요청해 왔다. 건강 검진 결과 믿을 수 없게도 18세 소녀에게서 지방간 진단이 나왔다. 건강이 우려되는 상황에서 그녀의 100일간의 다이어트가 시작됐다.

긴급 점검! 살을 찌우는 식습관 공개

　문정혜 양의 잘못된 식습관은 편식과 과식에 있었다. 어렸을 때부터 밀가루 음식을 좋아해서 과자, 피자, 떡볶이 등이 입에서 떠날 날이 없었다. 밥이나 고기, 채소는 거의 입에 대지도 않았다. 완벽한 편식에 좋아하는 것은 너무 과하게 먹는 식습관 때문에 정혜 양은 어렸을 때부터 비만이었다. 실제로 제작진의 관찰 결과 하루에 스파게티, 피자, 치즈 떡볶이, 빵, 과자, 아이스크림을 섭취해서 총 칼로리가 6000kcal 이상에 달했다.

다이어트 성공 후 성적 UP! 건강 지수 UP!

문정혜 양은 100일간의 다이어트 후 8kg을 감량하며 이제 단추가 잠기는 교복을 입을 수 있다는 점이 가장 행복하다고 했다. 이런 변화를 이끌어 낸 것은 밥상이었다. 입에 대지도 않던 현미밥이며 채소, 생선 등을 곧잘 먹게 된 것이다.

밥상이 바뀌니 체중 감량은 물론 성적까지 올랐다. 만성 피로를 호소

🍽 한국형 디톡스(해독) 다이어트 식단 맛보기

비만 개선은 물론 건강까지 책임지는 한국형 디톡스(해독) 다이어트
한식으로 차려진 이 밥상 맛 한번 보자!

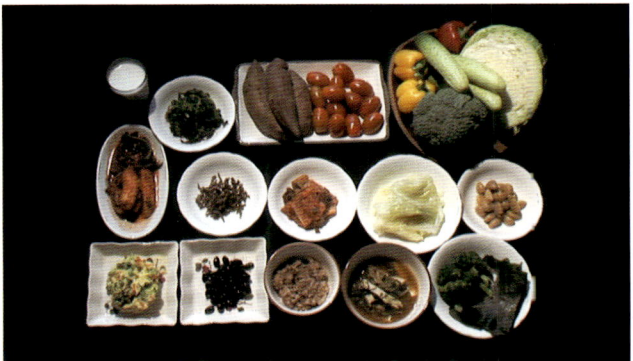

🍴 한국형 디톡스(해독) 다이어트란

- 밥과 국을 기본으로 하는 한식으로 차려진 디톡스(해독) 다이어트
- 밥 없이는 못 산다는 토종 입맛 한국인들에게 추천하는 다이어트 방법!
- 체중 감량 속도는 느리지만 건강하게 뺄 수 있는 다이어트 비법!
- 수험생을 위한 다이어트, 간 개선을 위한 다이어트, 장 개선을 위한 다이어트 등 상황에 맞는 맞춤식 식단 가능!

➕ 한국형 디톡스(해독) 다이어트로 GO! GO! ▶ ▶ ▶ 114page

하며 수업 시간에 졸기 일쑤고 야간 자율 학습은 엄두도 못냈던 예전과는 달리 언어 점수 21점, 화학 점수 22점이 올라가는 등 성적도 하루가 다르게 좋아졌다. 무엇보다 지방간 진단에 콜레스테롤 수치가 높게 측정되었던 100일 전보다 건강도 많이 회복된 상태였다. 문정혜 양은 더 열심히 공부해 식품 영양학과에 진학해서 자신같이 비만으로 고통 받는 사람들을 도와주고 싶다고 한다.

05

2주 동안 12kg 감량!
덴마크 다이어트

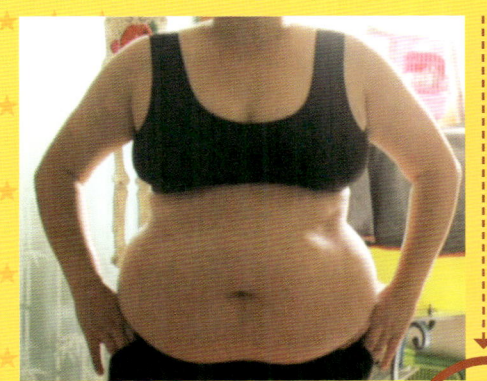 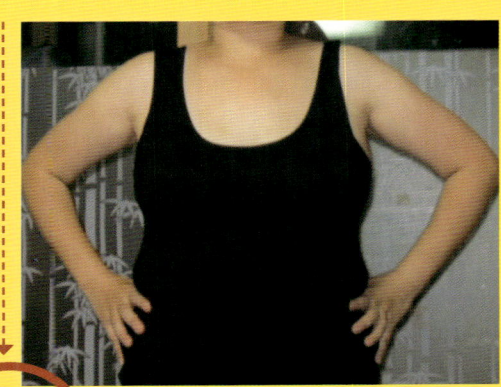

-12kg

김인혜

- **나이** 41세
- **직업** 가정주부
- **다이어트 전 몸무게** 70kg
- **다이어트 후 몸무게** 58kg
- 2주 만에 12kg감량 성공!

굴욕적인 뱃살, 맞는 바지가 없어요

김인혜 주부는 몸무게는 70kg이지만 뱃살만 본다면 몸무게 100kg은 족히 나가 보일 정도로 심각한 복부 비만이었다. 자신의 허리 사이즈에 맞는 바지를 찾기란 하늘의 별따기였다. 고무줄 바지가 아니면 살 엄두조차 내지 못하는 그야말로 뱃살의 굴욕이었다. 그랬던 그녀가 엄마의 배를 한번쯤 꼭 베고 눕고 싶다는 아들의 간절한 바람과 '나도 예쁜 바지 한번 입어 보자.'라는 마음에서 다이어트를 시작했다.

긴급 점검! 살을 찌우는 식습관 공개

우리가 주변에서 흔히 볼 수 있는 평범한 밥상이 적으로 돌아왔다. 매운 음식을 먹어야 개운하다는 김인혜 주부의 입맛 때문에 밥상은 늘 맵고 짠 자극적인 음식으로 풍년을 이뤘다. 맵고 짠 음식을 먹으면 자연스레 밥도 함께 많이 먹게 되는데, 이것은 곧 과식과 폭식으로 이어진다. 과다한 염분과 탄수화물 섭취는 몸무게 70kg, 허리 사이즈 측정 불가라는 잔인한 결과를 낳게 되었다.

고무줄 바지 마니아에서 허리 사이즈 28인치로 돌아오다!

사우나 다이어트에서부터 바나나 다이어트 같은 유행하는 원푸드 다이어트까지 따라 하기 쉬운 방법이면 어김없이 도전했지만 그때마다 김인혜 주부에게 돌아오는 것은 요요 현상이었다. 이번에도 쉽고 빠르다는 장점 때문에 덴마크 다이어트에 도전했다. 그 결과 2주 만에 12kg을 감량하며 줄곧 고무줄 바지만 입어야 했던 설움을 이겨 내고 허리 사이즈 28인치, 상의는 55 사이즈를 입는 승리를 거두었다. 그러나 이런 쾌거에도 불구하고 그녀가 마음껏 웃을 수 없는 이유는 언제 다시 찾아올지 모르는 요요 현상 때문이다. 과연 그녀는 감량한 체중을 사수할 수 있을 것인가.

🍲 신(新) 덴마크 다이어트 식단 맛보기

따라 하기 쉽고 2주 만에 살을 뺄 수 있다는 덴마크 다이어트
그러나 그 뒤에 엄습하는 요요가 걱정이다.
그래서 준비했다. 요요를 극복한 신(新) 덴마크 다이어트를 살짝 들여다 보자.

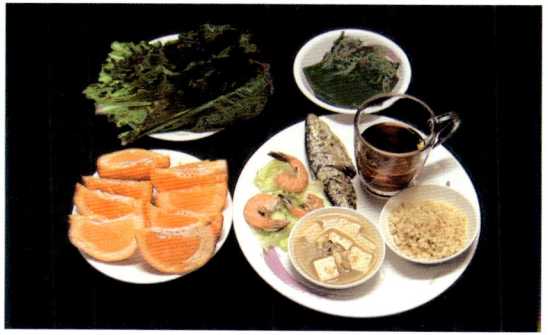

🍴 신(新) 덴마크 다이어트란

- 1~2주 안에 빠른 감량 효과를 볼 수 있는 다이어트법!
- 간단한 조리 방법으로 쉽게 따라 할 수 있다는 강점!
- 주 단백질원이었던 달걀을 새우, 전어, 무염 청국장으로 대체!
- 사라졌던 밥이 되돌아왔다. 밥심으로 사는 분들에게 강력 추천!

➕ 덴마크 다이어트로 GO! GO! ▶ ▶ ▶ 128page

탄수화물 중독자를 위한
탄수화물 다이어트

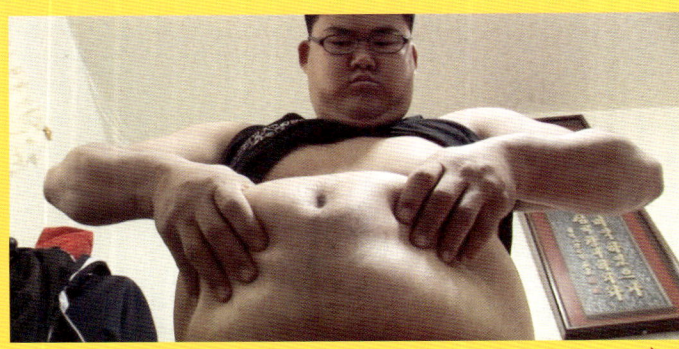

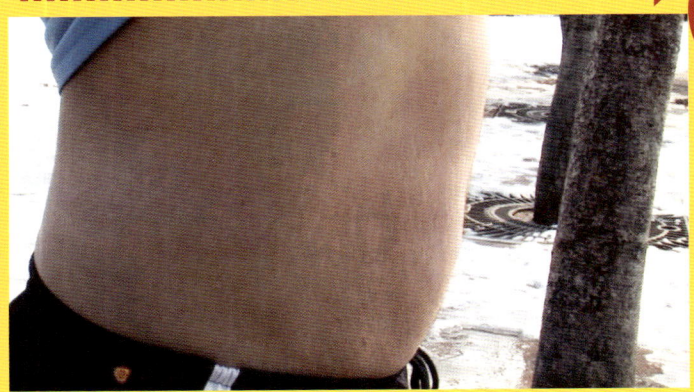

-11kg

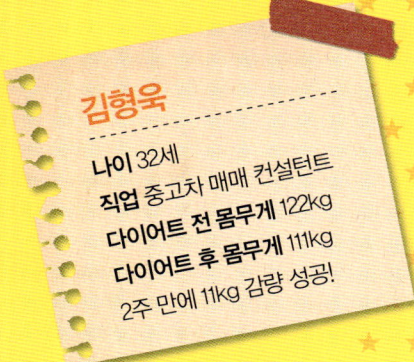

김형욱

나이 32세
직업 중고차 매매 컨설턴트
다이어트 전 몸무게 122kg
다이어트 후 몸무게 111kg
2주 만에 11kg 감량 성공!

살 빼서 장가가고 싶어요

김형욱 씨는 30년 넘게 살아오면서 한 번도 날씬한 적이 없었다. 다이어트 도전 당시 그의 몸무게는 무려 122kg까지 나갔다. 다른 다이어트 도전자들은 살을 빼면 예쁜 옷을 입어 보는 것이 가장 큰 소원이었는데 김형욱 씨는 살을 빼면 여자 친구를 꼭 사귀어 보고 싶다고 했다. 살 때문에 자신감을 잃어버렸던 그의 소원은 이루어질까?

긴급 점검! 살을 찌우는 식습관 공개

밥을 먹었는데도 계속 뭔가를 먹고 싶었던 적이 있는가? 또한 밥을 먹기만 하면 나른한가? 그렇다면 탄수화물 중독을 의심해 봐야 한다.

김형욱 씨는 탄수화물 중독이었다. 무서운 속도로 밥을 한 그릇, 두 그릇 싹 비우고 나면 어김없이 빵이나 떡을 집어 들었다. 그가 좋아하는 음식은 라면, 자장면, 밥, 떡, 빵 등 모두 탄수화물로 이루어진 것들이었다. 과하게 섭취하면 탄수화물만큼 살이 찌기 쉬운 것이 없다고 하는데, 탄수화물을 늘 입에 달고 사니 그의 체중이 불어나는 것은 당연했다. 또한 남들보다 유난히 빨리 먹는 식습관도 문제였다. 15초맨이라고 불린다는 김형욱 씨는 다른 사람이 비빔밥을 비비고 있을 때 이미 반 이상을 먹었다. 이렇게 빨리 먹는 식습관은 당연히 폭식으로 이어졌다.

밥 하나 바꾸었을 뿐인데 2주 만에 11kg 감량 성공!

탄수화물로 탄수화물을 잡는다! 김형욱 씨의 다이어트 전략이었다. 탄수화물 섭취를 금지하는 것보다는 질 좋은 탄수화물로 대체하는 것이 다이어트에 더 좋다. 그래서 김형욱 씨에게 내려진 처방은 일단 밥을 바꾸는 것이었다. 흰쌀밥을 현미밥이나 율무밥으로 대체했고, 질 좋은 탄수화물을 함유한 반찬을 곳곳에 포진시켰다. 그랬더니 2주 만에 놀라운 결과가 나왔다. 무려 11kg 감량에 성공한 것이다.

🍽 탄수화물 다이어트 식단 맛보기

비만의 주요 원인으로 손꼽혔던 탄수화물이 아이러니하게도 다이어트 묘약으로 변신했다. 믿기 힘든 그 밥상!
탄수화물 중독자들이 두 손 들고 환영할 탄수화물 다이어트를 미리 만나 보자.

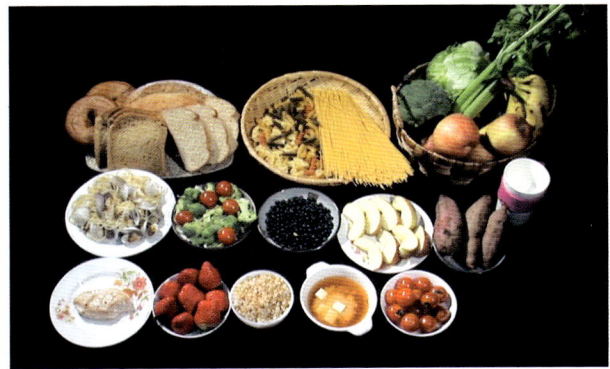

🍴 탄수화물 다이어트란

- 탄수화물 중독자들에게 강력 추천!
- 탄수화물로 탄수화물을 잡는다.
- 질 좋은 탄수화물 속에 숨겨진 다이어트 비법 대공개!
- 밥과 국이 모두 한 밥상에! 한식으로 구성된 탄수화물 다이어트!

➕ 탄수화물 다이어트로 GO! GO! ▶ ▶ ▷ 139page

07

혈액형 속에 숨어 있는
다이어트 코드를 찾아라!
혈액형 다이어트

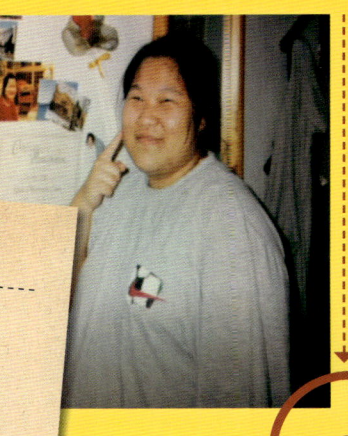

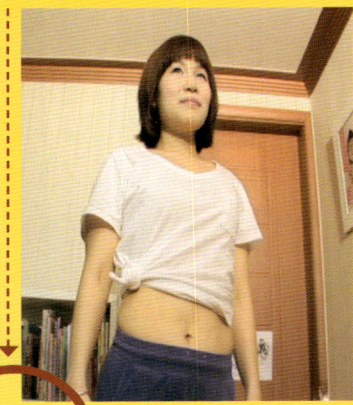

홍서연

- **나이** 31세
- **직업** 가정주부
- **다이어트 전 몸무게** 96kg
- **다이어트 후 몸무게** 46kg
- 총 감량 체중 50kg 중 25kg을 B형 밥상으로 감량!

-50kg

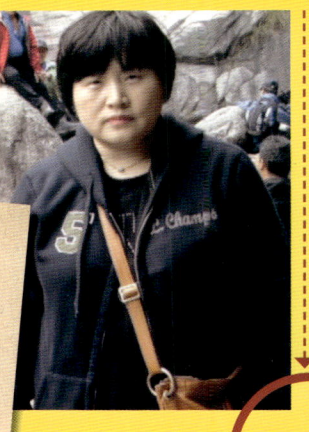

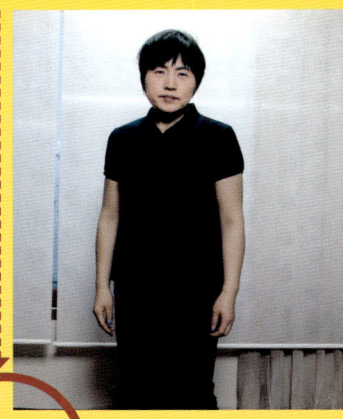

이기숙

- **나이** 46세
- **직업** 북 디자이너
- **다이어트 전 몸무게** 93kg
- **다이어트 후 몸무게** 65kg
- 총 감량 체중 28kg 중 15kg을 O형 밥상으로 감량!

-28kg

몸무게 90kg대, 저희를 잊어 주세요

현재의 모습만 보고는 예전에 정말 90kg을 넘었던 적이 있었나 싶을 정도로 몰라보게 달라진 두 사람이 있다. 고등학교 때 최고 몸무게 96kg을 달성한 홍서연 주부는 맞는 옷이 없어 아버지의 옷을 입으며 암울한 학창 시절을 보냈다. 골드 미스인 이기숙 씨는 밤마다 찾아오는 야식의 유혹에 잠깐 방심한 사이 어느덧 93kg이 되어 경악을 금치 못했다.

긴급 점검! 살을 찌우는 식습관 공개

홍서연 주부는 학창 시절 책상 서랍에 책보다 많았던 것이 빵과 초콜릿이었다고 한다. 심심할 때마다 하나둘씩 꺼내 먹었던 군것질 습관이 비만을 부르고 만 것이다. 이기숙 씨는 잦은 밤샘 작업으로 매일같이 치킨에 피자를 먹은 탓에 몸집이 걷잡을 수 없이 불어나게 되었다. 자신의 밥상을 보면 건강이 보인다고 했던가! 나쁜 밥상에 뱃살은 늘 짝꿍처럼 따라다닌다.

혈액형의 비밀을 풀어 보니 다이어트 성공이 보였다!

성격을 파악할 때 많이 활용되었던 혈액형이 이제 다이어트계에도 진출한 것일까? 혈액형마다 먹어야 하는 음식과 삼가야 하는 음식이 따로 있다. 홍서연 주부와 이기숙 씨는 자신의 혈액형에 맞는 음식을 먹었더니 살이 쏙쏙 빠졌다고 한다. 과연 혈액형에 숨어 있는 다이어트 코드는 무엇일까?

🍽️ 혈액형 다이어트 식단 맛보기

A형, B형, O형, AB형의 다이어트 밥상은 각각 따로 있다!
자연 요법 내과 의사가 2대에 걸쳐 연구한 그 결과를 조금 먼저 만나 보자.

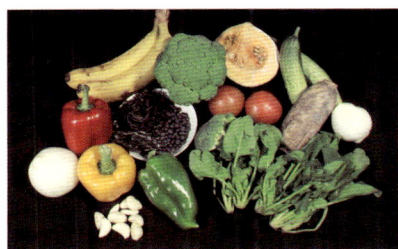 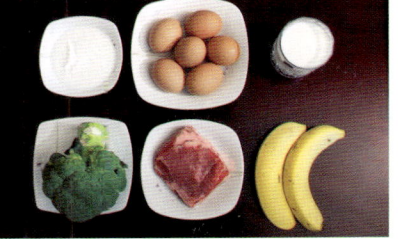

A형에게 좋은 음식   B형에게 좋은 음식

🍴 혈액형 다이어트란

- A형, B형, O형, AB형 혈액형별 맞춤식 식단 공개!
- 농경 민족의 후손인 A형은 채식을
- 유목 민족의 후손인 B형은 유제품과 육류를
- 수렵 채집 민족의 후손인 O형은 고단백 육류를
- 그렇다면 AB형은?

➕ 혈액형 다이어트로 GO! GO! ▶ ▶ ▶ 152page

08

통째로 먹고 살 빼자!
마크로비오틱 다이어트

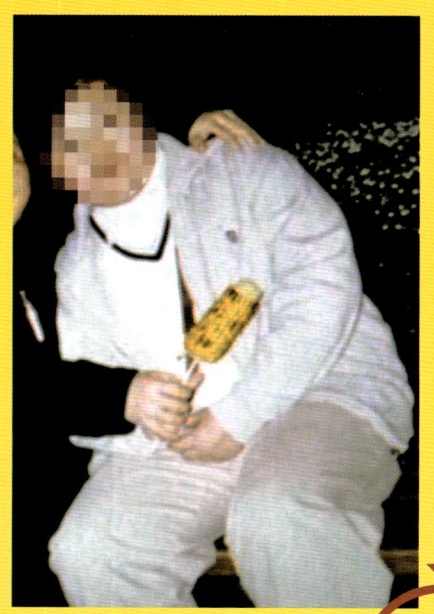
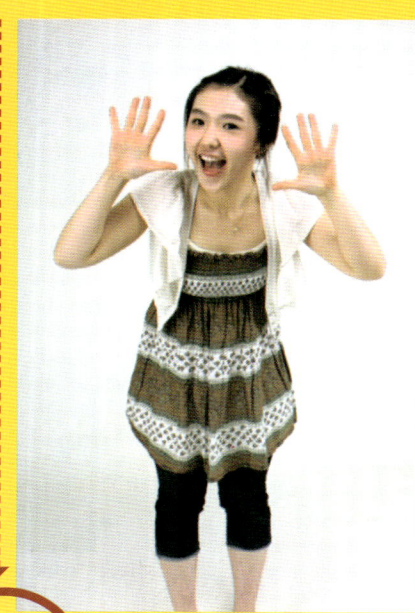

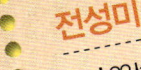
-24kg

전성미

나이 22세
직업 대학생
다이어트 전 몸무게 80kg
다이어트 후 몸무게 56kg
총 감량 체중 24kg 중 마크로비오틱으로
6개월 만에 14kg 감량 성공!

비만과 함께한 세월, 초등학생 때부터 고등학생 때까지!

초등학생 때부터 줄곧 비만이었다는 전성미 양은 한창 멋을 부리고 싶었던 학창 시절에도 움츠러들기만 했다. 그랬던 그녀가 미운 오리 새끼에서 백조로의 우아한 날갯짓을 준비했다. 수능이 끝나자마자 다이어트에 돌입했고, 예쁜 대학생 되기 프로젝트는 24kg을 감량하며 대성공을 거두었다.

긴급 점검! 살을 찌우는 식습관 공개

전성미 양의 학창 시절에는 핫도그며 과자, 아이스크림 등 군것질이 손에서 떠난 적이 없었다. 조금 과장된 이야기겠지만, 이런 군것질 습관이 한 소녀를 초등학생 때는 60kg, 고등학생 때는 80kg로 살찌우며 미운 오리로 전락시켰다.

미운 오리에서 백조로 날아오르다!

80kg의 비만 소녀가 56kg의 날씬 소녀가 될 수 있었던 그 비법은 바로 묻지도 따지지도 않고 통째로 먹는 것이었다. 통째로 먹었다고 해서 많이 먹었다는 뜻은 아니다. 바로 껍질과 뿌리까지 먹는 채식 위주의 밥상인 마크로비오틱을 뜻한다. 이미 국내에서는 SBS 드라마 〈스타일〉을 통해 한번 만나 본 경험이 있을 것이다. 류시원이 우아하게 차려낸 밥상이 바로 마크로비오틱 밥상인데 이것이 미운 오리가 백조의 날개를 달고 날아오를 수 있었던 비법이다.

🍽 마크로비오틱 다이어트 식단 맛보기

일본의 장수 식이 요법인 마크로비오틱이 어떻게 다이어트 식단이 될 수 있었던 것일까?
그 궁금증을 풀기 전에 마크로비오틱을 미리 만나 보자.

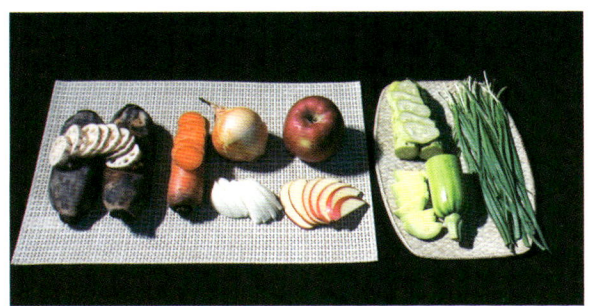

🍴 마크로비오틱 다이어트란

- 다이어트뿐만 아니라 당뇨병과 각종 성인병, 생리통, 아토피까지 개선 가능
- 뿌리와 껍질까지 자연을 통째로 먹는다.
- 식재료 음양의 조화를 바탕으로 한 식단!
- 클린턴 전 미 대통령과 마돈나, 존 트라볼타의 건강을 책임진다는 바로 그 밥상!

➕ 마크로비오틱 다이어트로 GO! GO! ▶ ▶ ▶ 167page

09

색에 숨겨진 다이어트의 비밀
컬러푸드 다이어트

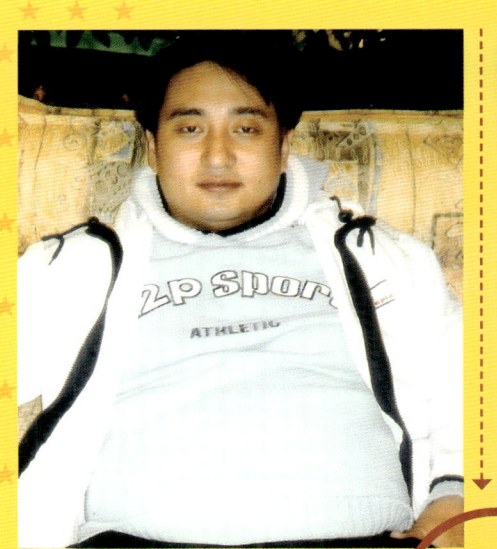
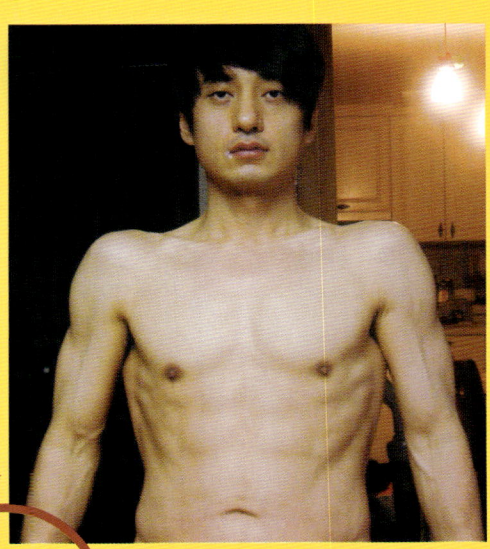

-38.5kg

장동준

나이 38세
직업 프리랜서
다이어트 전 몸무게 107kg
다이어트 후 몸무게 68.5kg

총 38.5kg 감량 성공!
당뇨, 고지혈증, 고혈압, 콜레스테롤 이상 無!

걸어 다니는 종합 병원

　장동준 씨는 당뇨, 고지혈증, 고혈압, 콜레스테롤, 지방간, 위염 등을 모두 앓는 그야말로 걸어 다니는 종합 병원이었다. 게다가 척추 분리증으로 허리 통증까지 심해져 삶을 포기하고 싶을 만큼 괴로웠다고 한다. 그러나 그를 더욱 힘들게 했던 것은 107kg의 고도 비만 때문에 척추 분리증을 수술할 수 없다는 의사의 진단이었다. 그러다 겨우 우여곡절 끝에 척추 분리증 수술을 마친 장동준 씨는 이대로는 안되겠다는 마음에 마지막 힘을 짜내어 다이어트에 도전했다.

긴급 점검! 살을 찌우는 식습관 공개

　장동준 씨도 여느 다이어트 도전자들처럼 육류 위주의 식습관을 가지고 있었다. 아침부터 점심, 저녁에 야식까지 채소는 거의 먹지 않고 닭고기, 소고기, 돼지고기 등 육류만을 섭취했다. 게다가 자기 전에 치킨이나 족발을 먹고 밥 한 공기까지 먹어야 잠을 편하게 잘 수 있었다. 다이어트에 성공한 지금 과거를 돌이켜 보면 자신의 음식에 대한 중독이 문제였다고 한다. 모든 질병은 섭생에서 비롯된다는 것을 다이어트 성공 후 절실하게 깨달았다는 장동준 씨, 그가 선택한 다이어트는 바로 컬러푸드 다이어트였다.

중년의 뱃살남에서 초콜릿 복근남으로 완벽 변신 성공!

　몸무게가 107kg에 달했을 당시 장동준 씨의 모습과 다이어트 성공 후의 모습을 비교해 보면 같은 사람이 맞나 싶을 정도다. 어떻게 보면 형과 아우 같은 느낌마저 든다. 다이어트 성공 후 10년은 더 젊어 보이는 효과와 함께 늦깎이 초콜릿 복근남 대열에 합류한 장동준 씨는 다이어트 이전에 이런 결과를 얻으리라고는 상상조차 하지 못했다고 말한다. 평범한 중년 남성의 뱃살이 탄탄한 초콜릿 복근으로 화려하게 변신한 것이다.

🍽 컬러푸드 다이어트 식단 맛보기

빨주노초파남보 색에 숨겨진 다이어트 비밀!
체중 감량은 물론 먹을수록 나이가 어려 보이는 다이어트 식단을 살짝 들여다보자.

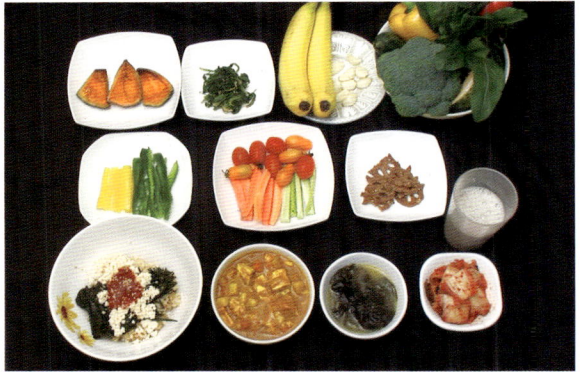

🍴 컬러푸드 다이어트란

- 빨강, 노랑, 초록, 보라, 하양, 검정 6가지 색깔의 식품을 하루에 3가지 이상 섭취하는 다이어트
- 부드러운 음식과 딱딱한 음식 등 여러 가지 식감의 음식 섭취
- 따뜻한 음식과 차가운 음식 등 다양한 온도의 음식 섭취
- 진한 색깔의 식품에 함유된 피토케미컬 성분으로 건강 개선까지 가능한 다이어트

➕ 컬러푸드 다이어트로 GO! GO! ▶▶▶ 174page

내 식단 점검하기

우리는 앞에서 SBS 출발모닝와이드 〈밥상보감〉 속 출연자들이 먹는 것만을 바꿈으로써 힘들게 운동하지 않고도 손쉽게 살을 뺐다는 것을 알게 되었다. 이제는 여러분의 차례이다.

본격적으로 성공적인 다이어트를 하기에 앞서 내가 하루 동안 먹은 음식들과 마음 상태를 적어 보자. 그날그날 먹은 것을 기록하는 것은 단순히 "이것을 먹었더니 역시 살이 쪘어. 나는 정말 나빠." 라는 부정적인 의미로 적는 것이 아니다.

하루 동안 섭취했던 것들을 적어 봄으로써 먹은 이유를 생각해 보고 스트레스의 원인을 파악, 제거해 결과적으로 불필요한 음식의 섭취를 줄이는 것에 목적이 있다. 또한 만약 라면을 먹은 이유가 "밥을 차리기가 귀찮아서"였다면 쉬운 방법으로 할 수 있는 건강한 식단이 있는데도 자신이 하지 않은 것이기 때문에 개선할 점들을 찾을 수 있을 것이다.

궁극적으로는 내가 정말 건강하게 살기 위해 노력해 왔는지, 내 몸의 목소리에 귀 기울이면서 나를 사랑하고 존중하고 있었는지 돌아볼 수 있게 될 것이다. 다이어트는 단순히 체중을 줄이는 것이 아니다. 삶을 긍정하고 즐겁게 살아가기 위해 하는 것이라는 점을 잊지 말자!

예) 2011년 3월 23일 월요일

먹은 시간	먹은 것	먹은 이유	오늘의 상태
아침식사 am 09:00	참치 마요네즈 삼각 김밥 1개, 초콜릿, 오렌지 주스 1병	아침에 늦잠 자서 회사에 와서 먹음	어제 야근의 후유증인 지 아침에 못 일어날 정도로 어깨가 결리고 몸이 무거웠다. 요즘 은 계속 먹어도 늘 배 가 고픈 것 같다. 모든 게 다 귀찮다. 저녁에 민희 언니를 만나 이 런저런 얘기를 하다가 또 속상해 했다. 좀 더 긍정적으로 생각해야 하는데…….
간식 am 10:00	블루베리 롤케이크 2조각, 믹스 커피 1잔		
점심 am 12:00	밥 한 공기, 제육볶음 1접시, 배추김치, 멸치볶음, 시금치무침, 카페모카 1잔		
저녁 pm 07:00	라면 1인분, 배추김치	밥하기 귀찮아서	
야식 pm 10:00	프라이드 치킨 반 마리, 과일 샐러드, 치킨무, 맥주 1000cc	하루 종일 팀장님이 구박해 짜증나서	

이제 앞으로 소개할 9가지 다이어트 방법 중에서 자신이 끌리는 것 하나를 골라 딱 한 주만 익숙해지도록 실천해 보자. 만약 여러분이 일주일을 해냈다면 이전보다 가벼워진 몸과 외부의 변화들에 동요되지 않는 고요하고 안정된 마음 상태를 마주하게 될 것이다. 그리고 꾸준히 이 식단을 원하는 목표 체중이 될 때까지 이어 나간다건 옷장 속에 있는 예쁜 옷을 입을 수 있게 될 것이고, 짝사랑하는 그 사람도, 뚱뚱하다고 무시했던 사람들도 여러분을 달리 볼 것이다.

무엇보다 여러분 스스로가 여러분 자신을 자랑스러워 하게 될 것이다.

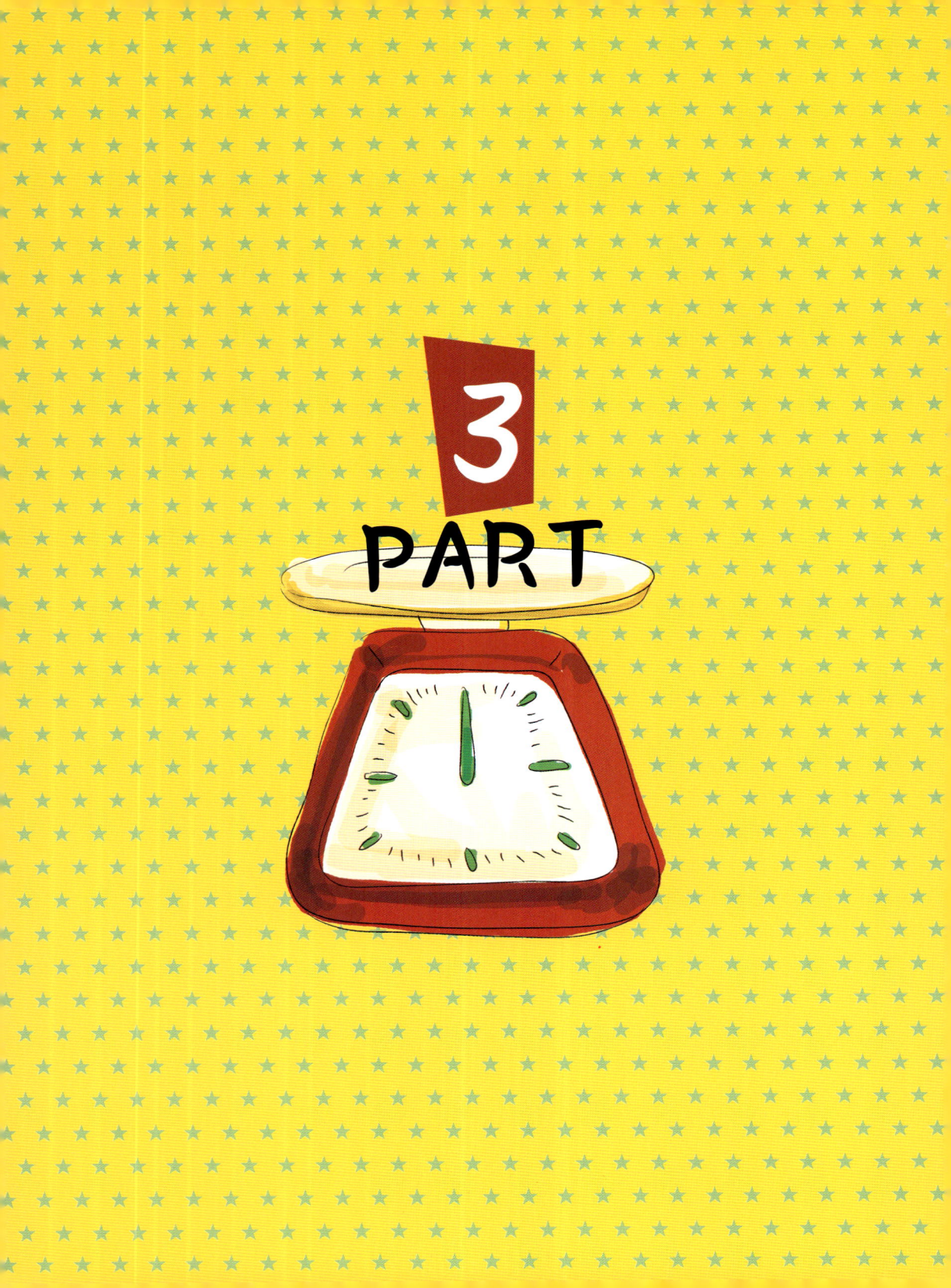

잘 먹고
쏙 빠지는
9가지
다이어트
비법

살을 빼려면 원시인으로 돌아가라!
한국형 원시인 다이어트가 뜬다!

2009년 미국의 한 의학 잡지에서 구석기 시대 원시 인류가 섭취한 식단으로 비만은 물론, 당뇨병까지 개선된다는 연구 결과를 내놓았다. 원시인 다이어트란 농경 시대 이전의 식단과 같이 채소류, 육류, 견과류 등을 마음껏 섭취하는 대신 곡류, 콩류, 설탕, 유제품 등의 섭취는 제한하는 것이다. 칼로리를 따지지 않고 마음껏 먹어도 저칼로리 식단보다 다이어트 효과는 2배나 높다. 실제로 한국형 원시인 다이어트로 100일 동안 무려 11kg 감량에 성공한 정연순 주부의 식단을 통해 한국형 원시인 다이어트의 모든 것을 파헤쳐 본다.

다이어트 성공은 꿈이 아닌 누구에게나 가능한 현실이다!

"다이어트는 독해야 성공 할 수 있다!" "무조건 적게 먹는 것이 상책이다!" 이런 착각 또는 오해를 말끔히 잠재우는 다이어트 성공자가 등장했다. 바로 SBS 출발모닝와이드 〈밥상보감〉 '한국형 원시인 다이어트' 2, 3탄 도전자인 정연순 주부이다. 그녀는 오래전부터 육류 위주의 식단, 폭식과 야식의 생활화로 인해 S라인은 꿈도 못 꿔봤다고 한다. '다이어트란

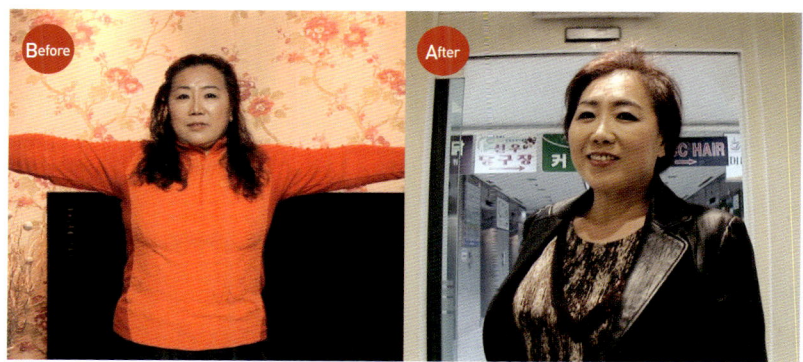

다이어트 전 77.5kg   다이어트 후 66.5kg

불가능한 꿈인 것일까?'라고 생각하며 포기하려던 차에 SBS 출발모닝와이드 〈밥상보감〉을 통해 100일간의 다이어트에 도전했다.

정연순 주부는 다른 사람들보다 더 독하지도, 더 적게 먹지도 않았고, 약물이나 마사지 등 편법을 쓰지도 않았다. 오히려 남들보다 3끼를 더 챙겨 먹으면서 오로지 식단만으로 다이어트 성공을 이끌어 냈다. 100일이 지난 후 정연순 주부는 무려 11kg 감량에 성공하며 누구나 쉽게 살을 뺄 수 있다는 것을 몸소 보여 주었다.

과연 100일 만에 놀라운 변화를 일으킨 다이어트 비법을 무엇일까? 지피지기면 백전백승이라고 했던가! 비만의 적을 알아야 비만을 잡을 수 있다. 먼저 비만을 일으킨 문제 식단을 관찰해 보기로 하자.

100일 전 살이 찔 수밖에 없었던 정연순 주부의 식단 완전 해부!

 정연순 주부 문제 식습관

아침 식사 굶음
점심 식사 밥 두 공기, 돼지고기 김치찌개, 불고기 등
저녁 식사 라면 2인분
야식 치킨과 맥주
▶ **아침 식사 거르기는 기본, 폭식에 야식, 육류 위주의 식단까지!**

식단 코멘트 아침 식사를 거르지 마세요

앞에서 살펴본 정연순 주부의 평소 식단은 비만의 요건들을 두루 갖춘 것이라고 할 수 있다. 먼저 가장 큰 문제는 아침 식사를 거른다는 것이다. 아침 식사 거르기에서부터 비만이 시작된다고 해도 과언이 아닐 정도로 아침 식사가 비만에 미치는 영향은 크다.

미국 심장 협회에서는 매일 꾸준히 아침 식사를 하면 비만을 예방할 수 있다는 연구 결과를 발표했다. 매일 아침 식사를 하는 성인은 일주일에 2회 이하로 아침 식사를 하는 성인에 비해 비만에 걸릴 확률이 반으로 줄어든다는 것인데 그 이유는 이렇다.

아침 식사를 거르면 뇌 속의 식욕 조절 중추가 흥분 상태에 놓이게 되고 부족한 에너지를 보충하기 위해 점심 식사나 저녁 식사 때 폭식을 하게 된다. 한꺼번에 갑자기 많은 음식을 섭취하면 급격하게 혈당이 올라가 인슐린 분비를 과도하게 촉진시켜 지방 합성이 늘어나게 된다. 즉 하루 총 섭취량이 같더라도 이를 균등하게 분배해서 섭취한 경우보다 한

끼에 몰아서 섭취하는 경우 더 많은 양의 지방이 체내에 축적된다. 바로 살이 더 잘 찐다는 것을 의미하는 것이다. 또한 음식을 많이 섭취할수록 장내 세균에 의한 부패 물질이 많이 만들어져 각종 질병에 노출될 위험도 커진다.

반면 아침 식사를 하면 오전 중에 필요한 에너지를 확보하고 두뇌와 내장의 활동을 활발하게 촉진시켜 생활의 활력을 높이고, 폭식을 방지할 수 있다. 세 끼의 식사가 도미노 현상처럼 꼬리에 꼬리를 물고 다음 식사 패턴에도 영향을 미치는 것이다. 따라서 세 끼의 식사를 규칙적으로 하는 것이 다이어트의 첫걸음이라 할 수 있다.

그렇다면 세 끼의 식사를 철저하게 지키는 것만으로 체중 감량이 가능할까? 물론 비만 예방과 어느 정도의 체중 감량에는 긍정적인 효과가 있다. 그러나 10kg 이상 체중 감량이 필요하다면 이것만으로는 무리가 있다. 세 끼의 식사를 꼬박꼬박 섭취했다면 그다음에는 어떤 식품을 어떻게 구성해서 먹느냐에 체중 감량의 열쇠가 있다. 몇십 년 동안 문제 투성이 밥상을 즐겨 먹던 정연순 주부의 밥상을 이제는 획기적으로 변화시킬 때가 온 것이다. 그렇다면 그녀의 밥상은 어떻게 바뀌었을까? 100일 동안 정연순 주부의 식탁을 점령한 밥상은 원시인 식단이라고 하는데, 생소한 이 밥상을 지금부터 차근차근 차려 보자.

살을 빼려면 원시인으로 돌아가라!

원시인들이 섭취했던 음식은?

원시인 식단을 차리기 전에 먼저 원시인 다이어트에 대한 이해가 필요할 것이다. "살을 빼려면 원시인으로 돌아가라!" 무슨 뜬금없는 소리인가 하겠지만 말 그대로 원시 시대 사람들이 먹던 식단 그대로를 섭취하면 비만 예방과 개선이 가능하다는 뜻이다. 250만 년의 역사를 가진 인류의 삶을 되돌아보면서 사회, 정치, 문화의 변화가 아닌 유전학적 변화에 포인트를 둔 다이어트 방법이다. 인류가 시작된 이래로 가장 많은 부분을 차지하는 생활 방식은 원시 시대의 수렵과 채집 생활이다. 남성들은 맨손으로 시작해서 도구를 이용하는 방법을 터득하기까지 여러 변화를 겪었지만 식단은 자신들이 직접 사냥한 육류나 생선으로 차렸다. 탄수화물이 주가 되는 지금의 식단과는 다르게 자연스럽게 단백질이 주를 이루었다. 거기에 여성들이 채집한 과일이나 견과류에서 소량의 탄수화물을 섭취해 영양의 균형을 맞추었다.

현대인의 유전적 형질은 아직도 원시인

인류가 곡류를 주식으로 삼은 것은 1만 년 전 농사를 지으며 정착 생활을 하기 시작한 때부터이다. 산업 발달로 급격하게 도시화를 이루면서 현재의 모습을 갖추기까지는 불과 40년 정도밖에 되지 않았다. 너무나 짧은 시간에 빠른 변화를 맞이한 것이다. 대량 생산이 가능해지면서 설탕과 흰 밀가루 등 정제 가공식품의 범람과 하루가 다르게 새로운 먹을 거리를 쏟아 내는 음식의 홍수 속에 현대인들은 갇혀 버렸다. 여전히 원시 시대의 유전적 특질을 가지고 있는 우리는 이런 음식을 소화하기 힘들다.

사실 음식에 대한 적응력은 건강과 직결되는 문제이다. 예를 들어 덴마크 등 낙농 국가에서는 우유를 섭취한 후 설사하는 사람이 거의 없다. 그러나 우리나라 사람들은 우유를 먹으면 30% 이상이 우유에 있는 유당을 분해하지 못해서 설사를 한다. 7, 8천 년의 낙농 역사를 가진 사람들은 우유를 분해하는 성분이 몸에서 만들어지는 반면, 그렇지 못한 사람들은 거부 반응을 보이기 때문이다. 완전식품으로 알려진 우유가 누군가에게는 불완전 식품이 될 수 있는 것이다. 이처럼 유전적으로 적응하기도 전에 빠르게 변화된 먹을거리로 인해 몸에서는 반란이 일어나고 당뇨병과 비만까지 생겨났다.

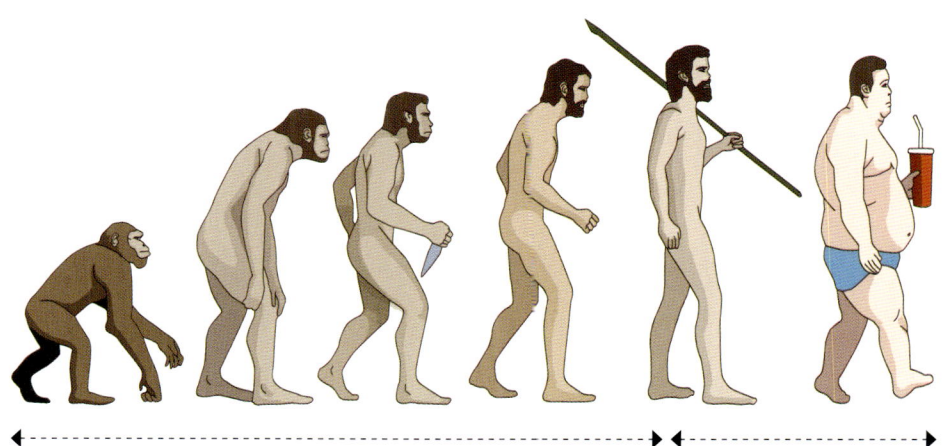

250만 년 전 원시 인류의 모습   40년 전 현대 인류의 모습

또한 자동차, 엘리베이터, 리모컨 등의 등장으로 편리해진 생활 때문에 사람들은 원시 시대와 농경 시대보다 현저히 낮은 운동량을 갖게 되었다. 게다가 원시 시대 때 사냥하지 못하면 굶어야 하는 생활 방식과 농경 시대 때 어김없이 찾아왔던 보릿고개도 현대에서는 찾아볼 수 없게 되었다. 원하면 마음껏 배불리 먹을 수 있는 풍요로움 속에 살아가지만 이를 소비할 수 있는 방법이 상실되어 영양 과잉 사태가 벌어진 것이다. 먹을거리와 생활 습관의 이러한 변화는 결국 살이 찔 수밖에 없는 환경을 조성하게 되었다.

원시인 다이어트 식단 완전 정복기

하나, 진짜 음식을 챙겨 먹어라!

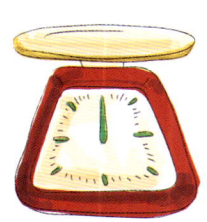

원시인 다이어트는 원시 시대의 유전적 특질을 고스란히 갖고 있는 현대인의 몸에 맞도록 익숙하지 않은 곡류, 콩류, 감자류, 유제품, 설탕과 흰 밀가루 등 정제 가공식품의 섭취를 가급적 피하고 원시 인류가 즐겨 먹던 자연적인 음식, 즉 진짜 음식을 챙겨 먹는 것이 핵심이다. 원시 시대에 사냥과 채집으로 얻은 육류와 생선, 과일, 견과류, 버섯류, 채소류로 밥상을 바꾸고 단백질 섭취 비율을 높이는 대신에 탄수화물 섭취 비율은 낮추는 것이 특징이다.

둘, 탄수화물 섭취를 줄여라!

원시인 다이어트 식단은 250만 년 인류 역사에서 탄수화물 섭취가 급격하게 늘어난 것이 불과 1만 년 정도 밖에 되지 않았다는 점을 고려한 식단이다. 구석기 원시 인류는 탄수화물을 곡류나 콩류, 감자류가 아닌 과일과 견과류에서 소량 섭취했다. 그렇기 때문에 원시인 다이어트는 탄수화물 섭취를 지금보다 줄이는 저탄수화물 식단으로 구성한다.

실제로 탄수화물 섭취를 제한하는 것이 다이어트에 도움이 된다는 연구 결과도 있다. 미국 텍사스 주립대 사우스웨스턴 메디컬 센터의 제프리 브라우닝 박사 팀은 과체중 또는 비만인 사람 14명 중 7명에게는 탄수화물 비율을 줄인 저탄수화물 식단을, 나머지 7명에게는 전체 섭취 칼로리를 줄이는 저칼로리 식단을 2주 동안 섭취하게 한 후, 간에 축적된 지방질이 얼마나 분해됐는가를 관찰했다. 그 결과 저탄수화물 다이어트를 한 사람은 평균 체중이 4.3kg 줄어든 반면, 저칼로리 다이어트를 한 사람은 2.2kg 감량에 그치면서 거의 두 배 정도 차이를 보였다.

이 같은 결과에 대해 브라우닝 박사는 탄수화물 섭취를 줄이면 몸에 부족한 에너지를 간에 축적된 지방을 연소시켜 충당하는 반면, 전체 칼로리를 줄이는 저칼로리 다이어트를 하면 섭취하는 음식으로부터 더 많은 열량을 얻으려고 하다 보니 간에 축적된 지방을 연소시키는 비율이 떨어지기 때문이라고 설명했다. 즉 저탄수화물 다이어트가 몸에 축적된 기존 에너지원을 활발히 소모하도록 하는 반면, 저칼로리 다이어트는 그런 작용이 상대적으로 떨어진다는 것이다. 실제로 우리나라의 경우 탄수화물 섭취 비율이 높은 편이다. 한국영양학회에서는 탄수화물 섭취량을 전체 식사의 60~65%가 되도록 권장하지만 실제로 사람들은 70% 이상을 섭취하는 경우가 많다고 한다. 그러므로 탄수화물 섭취량을 줄이는 것만으로도 다이어트 효과를 볼 수 있다.

셋, 칼로리를 계산하지 않고 단백질을 마음껏 먹어라!

그렇다면 탄수화물 섭취 비율을 낮추면서 진짜 음식, 즉 육류, 생선, 과일류, 채소류, 견과류, 버섯류 등을 어떻게 구성해서 식탁을 차려야 할까? 원시인 다이어트에 관한 책의 저자이자 SBS 출발모닝와이드 〈밥상보감〉의 주치의이기도 한 박용우 박사는 명쾌한 해답을 내놓았다. 기존 다이어트 식단에서 칼로리를 계산하며 음식을 섭취했던 습관을 버리고 단백질과 채소는 마음껏 먹되 전체 탄수화물 섭취량을 줄이는 것이다. 또한 다이어트에 성공하려면 단백질에 주목할 필요가 있다고 주장했다.

단백질이 체중 감량에 미치는 영향과 관련된 논문이 이 주장을 뒷받침해준다. 호주 국립대학 펠튼 교수 팀이 볼리비아에 사는 야생 원숭이 15마리를 9개월 동안 추적 관찰하면서 이들이 섭취한 음식들을 분석했다. 그 결과 계절에 따라 섭취 에너지량은 달랐지만 단백질 섭취량만큼은 변화가 없다는 것을 발견했다. 다시 말해 원숭이들은 자신의 몸에서 필요로 하는 단백질량이 충족될 때까지 음식을 먹었다는 것이다. 단백질이 비교적 풍부한 새순 같은 먹이를 먹을 수 있는 계절에는 다른 음식을 많이 먹지 않았지만 단백질 함량이 낮은 과일로 배를 채워야 할 때에는 단

백질량이 찰 때까지 먹어 댔다. 탄수화물과 지방을 많이 먹어서 비만이

된 것이 아니라 단백질 밀도가 낮은 음식을 덕게 되니 몸에서 필요로 하

는 단백질량을 충분히 얻을 때까지 음식 섭취량이 늘어나서 비만이 된

것이다.

　　그렇다면 적정한 단백질 섭취량은 얼마일까? 영양학자들은 하루 단

백질 섭취 권장량을 자신의 체중(kg)당 0.8g이라고 한다. 체중 60kg인

사람은 하루 48g을 섭취하라는 의미이다. 그러나 박용우 박사는 건강

체중(kg)당 1~1.2g을 주장한다. 여기에 **만약 체중 감량을 위해 다**

이어트에 돌입한다면 체중(kg)당 1.2~1.5g을 섭취해야 한다

고 말한다. 단백질 섭취량을 늘릴수록 탄수화물과 지방 섭취량

이 줄어들어 체중 감량에 유리해지기 때문이다. 만약 현재 체중

이 60kg인 사람의 건강 체중이 55kg이라고 하자. 그렇다면 이 사람은

55kg에 도달하기 위해 55kg을 기준으로 단백질을 66~82.5g으로 늘려

서 섭취해야 한다. 이럴 경우 체중 감량에 성공할 가능성이 높아진다. 여

기에 탄수화물은 GI지수(혈당지수)가 낮은 진짜 탄수화물을, 지방은 건

강에 유익한 지방인 불포화 지방산을 섭취해야 한다.

　　그러나 단백질 섭취량에 대해 칼로리를 따지지 않고 배부를 때까지 단

백질을 마음껏 먹으라고 했던 것을 기억할 것이다. 단백질은 아무리 많

이 먹으려고 해도 포만감이 빨리 오기 때문에 바가 불러서 더 이상 먹을

수 없다는 특징을 가지고 있다. 그렇기 때문에 무리해서 억지로 많이 먹

지 않은 이상 포만감이 들 정도로 먹으면 적정량을 섭취했다고 볼 수 있

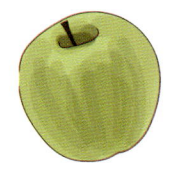

다. 여기에 단백질과 함께 포만감을 빨리 오게 하는 채소류를 곁들여 주면 탄수화물과 지방의 섭취를 자연스럽게 줄일 수 있다는 논리이다.

실제로 원시인 다이어트 식단을 섭취해 온 정연순 주부의 경험담이 이 논리를 뒷받침해주고 있다. 다이어트 음식은 한 상을 차려 놓아도 배가 고파 보이는 이미지를 가지고 있다. 그러나 실제로 이 식단을 섭취했던 정연순 주부는 생각보다 배가 부르다고 했다. 이런 몸의 반응에 자신조차 어리둥절했다고 한다. 자, 그럼 이제부터 타임머신을 타고 250만 년 전 구석기 원시 인류가 즐겨 먹던 식단을 맛보러 떠나 보자.

POINT!

원시인 다이어트 원칙

1 곡류, 콩류, 감자류, 유제품, 정제 가공식품 등의 섭취는 가급적 피한다.
2 탄수화물은 견과류와 과일로 대체하여 탄수화물 섭취 비율을 낮춘다.
3 단백질과 채소는 칼로리를 따지지 않고 포만감이 들 때까지 먹는다.
   단, 단백질량을 계산할 수 있다면 건강 체중(kg)당 1.2∼1.5g 섭취한다.
4 공복감을 느끼지 못하도록 하루에 6끼를 나눠 섭취한다.

▶ **원시인 다이어트 원칙에 벗어나지 않는 범위 내에서 다양한 조리법으로 식단을 구성한다.**

원시인 다이어트의 기본적인 하루 식단

1끼
am 7:00 · 바나나 1/2개, 닭가슴살 채소 샐러드(양상추, 방울토마토, 오이, 파프리카)

2끼
am 11:30 · 닭가슴살 단호박찜, 채소 샐러드(양상추, 방울토마토, 오이, 파프리카)

간식
pm 2:00 · 삶은 달걀흰자 1개, 채소(오이, 방울토마토, 파프리카)

3끼
pm 4:00 · 바나나 1/2개, 닭가슴살 다시마 채소쌈, 아몬드 1)알

4끼
pm 6:00 · 바나나 1/2개, 돼지 살코기 샐러드, 고등어구이

간식
pm 8:00 · 삶은 달걀흰자 1개, 채소(오이, 방울토마토, 양상추)

식단 코멘트

이 식단은 원시인 다이어트의 원칙을 그대로 살린 것이 특징이다. 우리
가 주식으로 먹던 곡류와 콩류 대신 과일과 견과류로 탄수화물을 섭취했
고, 양질의 단백질과 채소를 주로 섭취했다. 또한 공복이 길면 다음 식사
에서 과식을 할 수 있기 때문에 4끼의 식사와 2끼의 간식을 더해 하루에
총 6끼를 섭취했다.

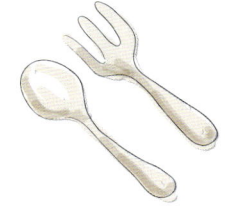

먹으면 살이 빠지는 다이어트 레시피

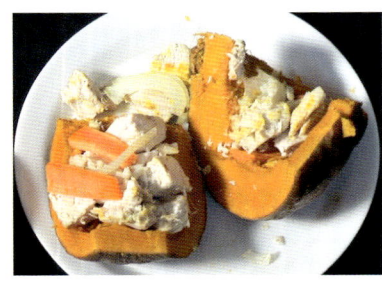

닭가슴살 단호박찜

READY
닭가슴살, 단호박 1개, 양파, 당근 등 각종 채소

RECIPE
1 단호박의 겉면을 깨끗이 닦고 윗면을 동그랗게 절단해 칼이나 숟가락으로 호박 속을 파낸다.
2 익히지 않은 닭가슴살을 단호박에 넣을 경우 물이 많이 생기므로 미리 한 번 삶는다.
3 미리 삶은 닭가슴살은 깍둑 썬다.
4 각종 채소도 먹기 좋은 크기로 썬다.
5 준비된 재료를 단호박 속에 넣고 찜기에 넣어 15분 가량 쪄낸 후 내기 전에 먹기 좋은 크기로 자른다. 오븐에서 구울 경우에는 단호박의 겉면이 타지 않도록 포일로 단호박을 감싼 후 220~250도로 예열된 오븐에서 굽는다.

돼지 살코기 샐러드

READY
돼지 안심, 양상추, 파프리카, 방울토마토, 오이, 올리브유, 식초, 진간장, 레몬즙, 다진 마늘, 참기름, 허브 가루, 월계수잎, 양파, 통마늘, 대파

RECIPE
1 양파, 통마늘, 대파, 월계수잎을 넣고 돼지 안심을 푹 삶는다.
2 양상추, 파프리카, 방울토마토, 오이 등 채소는 깨끗이 씻어 먹기 좋은 크기로 썬다.
3 다이어트 드레싱이라 불리는 오리엔탈 드레싱을 만든다.
4 잘 삶아진 돼지 안심을 먹기 좋은 크기로 썰어 준비한 채소와 함께 그릇에 담고 오리엔탈 드레싱을 뿌린다.

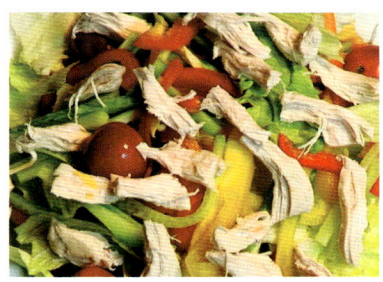

오리엔탈 드레싱
올리브유 3큰술, 식초 2~3큰술, 진간장 3큰술, 레몬즙 1/2큰술, 다진 마늘 1작은술, 참기름 3작은술, 허브 가루 약간

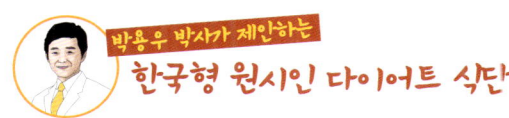

1끼 am 7:00	바나나 1/2개, 닭가슴살 채소 샐러드(양상추, 방울토마토, 오이, 파프리카)
2끼 am 11:30	현미밥 반 공기, 두부 채소 샐러드(방울토마토, 오이, 파프리카), 시금치나물, 버섯나물
간식 pm 2:00	삶은 달걀흰자 1개, 검정콩 & 호두 가루 선식 우유, 채소(오이, 방울토마토, 파프리카)
3끼 pm 4:00	현미밥 반 공기, 닭가슴살 다시마 채소쌈, 아몬드 10알
4끼 pm 6:00	현미밥 반 공기, 돼지고기 살코기 샐러드, 생선구이, 데친 두부, 시금치나물, 버섯나물
간식 pm 8:00	삶은 달걀흰자 1개, 채소(오이, 방울토마토, 양상추)

식단 코멘트

정연순 주부가 섭취했던 한국형 원시인 다이어트 식단의 특징은 기존 원시인 다이어트에서 배제되었던 밥이 등장했다는 것이다. 밥을 주식으로 하는 우리나라 환경에 적합한 식단으로 개선한 것이다. 오랫동안 서양인에 비해 탄수화물 섭취량이 많았기 때문에 갑자기 원시인 다이어트를 실시하는 것은 무리가 있을 것으로 판단했다. 구석기 원시 인류의 주요 탄수화물 공급원이었던 과일의 섭취를 줄이고 대신 잡곡이나 현미밥 반 공기를 4끼 중 2~3끼에 섭취하는 실천 가능한 방법을 고안한 것이다.

그래서 기존 원시인 다이어트 식단과 비교했을 때 과일을 현미밥 반 공기로 대체한 것을 볼 수 있다. 또한 우유를 마시면 탈이 나는 체질만 아니라면 우유는 좋은 간식이 될 수 있다는 점을 고려해 새롭게 우유를 등장시켰다. 원시인 다이어트 식단에 현대 사회에서 찾아볼 수 있는 양질의 재료를 첨가해 다이어트 식단에 대한 부담을 던 것이다.

장기적인 다이어트를 위한 방법

하나, 마인드 컨트롤 하라!

다이어트는 단거리 달리기가 아니라 마라톤에 비유할 수 있다. 그렇기 때문에 다이어트 식단을 장기적으로 실행할 수 있는 방법을 찾는 것이 다이어트 성패를 좌우한다고 해도 과언이 아니다. 그렇다면 우리는 어떤 방법을 찾아야 할까? 가장 쉽게 떠오르는 방법은 마인드 컨트롤이다. 다이어트를 해야 하는 목적과 다이어트 성공 후의 모습을 마음에 깊이 새기거나 선망하는 대상, 즉 롤모델 사진을 냉장고에 붙여 놓는 방법도 효과적이다. 실제로 '한국형 원시인 다이어트' 2, 3탄 도전자였던 정연순 주부는 100일 동안 자신이 원했던 몸매를 가진 사람의 사진을 냉장고에 붙여 놨다고 한다. 이런 세뇌 작업을 통해 포기하고 싶은 마음을 떨쳐 버리는 것도 도움이 된다.

둘, 조리법에 다양한 변화를 주어라!

원시인 다이어트는 그 원칙 안에서 자유롭게 식단을 운용할 수 있는 만큼, 같은 재료로 다양하게 요리해서 먹을 수 있는 방법을 찾는 것도 좋다. 살을 빼야 한다는 부담감으로 스트레스는 쌓여만 가는데 먹는 음식 또한 맛이 없다면 식사 시간 자체가 곤욕일 것이다. 이 경우 사람들은 쉽게 다이어트를 포기하게 될 것이기 때문이다.

셋, 가벼운 운동을 병행하라!

마지막으로 식단과 함께 운동을 병행하는 것이 좋다. 운동은 다이어트에서 오는 스트레스를 풀 수 있는 기회이기도 하지만, 예쁘고 효과적으로 살을 빼는 데 일등 공신이다.

Diet Winner의 한마디

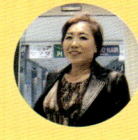

정연순 100일 만에 17kg 감량 성공

"예전에는 몸무게 앞자리 숫자만 바꾸면 다이어트를 그만두자고 생각했어요. 그런데 살을 빼고 주변에서 다들 예쁘다고 하니 더 욕심이 생겼어요. 이제 앞자리 숫자를 6에서 5로 바꿔 볼까 해요. 정연순의 다이어트는 계속됩니다."

D-7 여름휴가를 위한 마녀수프 다이어트

수리수리 마수리~ 살이 술술 빠지는 마법의 수프가 있다! 인터넷을 뜨겁게 달궜다는 '마녀수프'가 그 주인공이다. 일주일 동안 그저 먹기만 해도 5kg에서 최대 10kg까지 살이 빠진다는 놀라운 다이어트 효과! 실제로 조혜정 주부는 SBS 출발모닝와이드 〈밥상보감〉을 통해 마녀수프 다이어트에 도전했고 일주일 만에 무려 5kg 체중 감량에 성공했다. 그녀의 밥상을 통해 마녀수프 다이어트의 모든 것을 밝혀 보자.

단기간에 빠른 효과를 기대할 수 있는 다이어트의 최강자

그토록 기다리던 여름휴가가 일주일 앞으로 다가왔지만 우리의 김비만 양은 걱정이 태산이다. 큰 마음 먹고 구입했던 비키니를 입어 보니 여기저기 삐져나오는 살 때문에 실밥이 뜯어지기 일보 직전이었던 것이다. 과연 비만 양은 일주일 만에 비키니가 어울리는 몸매를 만들 수 있을까?

이 외에도 결혼을 코앞에 둔 예비 신부나 면접을 목전에 둔 취업 준비생과 같이 단기간 내 살을 빼야 하는 이들의 고민을 해결해 줄 만한 다이어트는 없을까?

2010년 9월 9일 SBS 출발모닝와이드 〈밥상보감〉에서 '일주일간 10kg 감량! 기적의 마녀수프' 편이 방영된 후 마녀수프는 인터넷 포털 사이트 실시간 검색어 1위에 등극했다. 큰 냄비에 일주일 분량의 각종 채소를 넣고 끓이는 모습이 마치 마녀가 수프를 끓이는 모습과 같다고 해서 마녀수프라고 불리게 되었다. 이름도, 겉모양도, 맛도 수상한 이 수프를 일주일만 먹어도 최대 10kg 감량이 가능하다니, 평생 마라톤 같은 다이어트를 해야 하는 여성들에게는 기적의 다이어트가 아닐 수 없다.

실제로 SBS 출발모닝와이드 〈밥상보감〉을 통해 일주일 동안 마녀수프 다이어트에 도전했던 조혜정 주부는 무려 5kg을 감량하며, 또 한 번

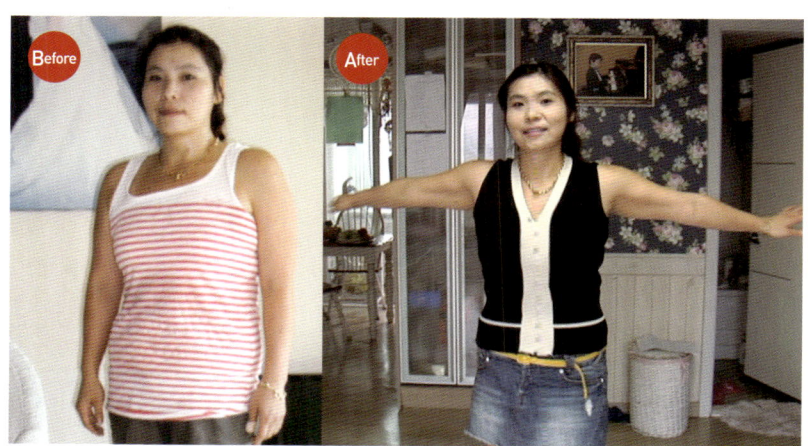

다이어트 전 66kg   다이어트 후 61kg

마녀수프의 저력을 보여 주었다. 조혜정 주부 외에도 마녀수프 덕에 다이어트 성공 가도를 달리고 있다는 수많은 경험담이 쏟아져 나오면서 마녀수프는 인터넷에서 뜨거운 호응을 얻고 있다. 그러나 마녀수프는 정말 다이어트의 묘약일까? 아니면 다이어트에 대한 열망이 낳은 허구의 음식일까? 마녀수프에 숨겨진 놀라운 비밀을 지금부터 하나씩 풀어 나가 보자.

마녀수프 따라 하기

국내에서 마녀수프가 유명세를 탈 수 있었던 이유는 단기간에 빠르게 살을 뺄 수 있다는 점, 비교적 쉬운 조리법, 그리고 묻지도 따지지도 않은 채 이 수프만 먹으면 된다는 단순함에 있다. 다이어트 초보자도 쉽게 만들고 일주일 분량을 한 번에 끓이는 간편함도 빼놓을 수 없다. 2010년 인기 다이어트로 급부상한 마녀수프 조리법을 지금부터 살펴보자.

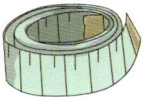

마녀 수프 조리법–일주일 분량

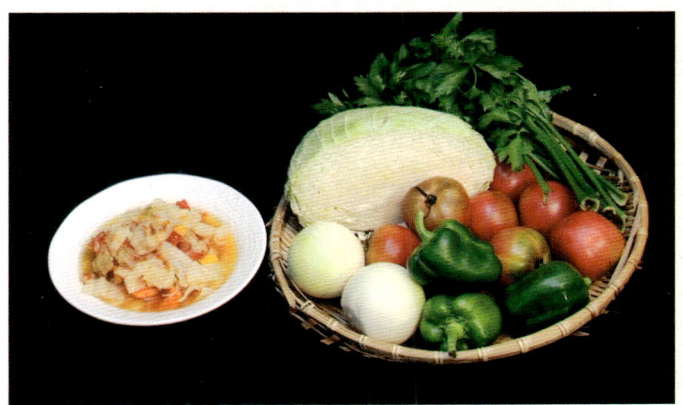

READY
백숙용 닭 한 마리, 양배추 아주 큰 것 1통, 토마토 큰 것 4개, 토마토 페이스트 2캔, 피망 4개, 샐러리 4대, 양파 큰 것 6개, 카레 가루 1큰술, 후춧가르

RECIPE
1 닭은 껍질을 제거한 채 1시간 정도 끓여서 육수를 만든다. 이때 아무것도 넣지 않는다.
  (닭 육수 대신 멸치 육수나 흰살 생선 육수로 대체 가능)
2 육수를 식혀 기름이 뜨면 국자로 제거하여 맑은 육수로 준비한다.
3 양배추는 씻어서 썰어 둔다.
4 샐러리는 잎을 제거하고 줄기만 잘게 썰어 준비한다.
5 양파 큰 것 6개를 다지듯 썰어 준비한다.
6 피망도 꼭지를 따고 잘게 다진다.
7 토마토는 십자로 칼집을 넣고 뜨거운 물에 담갔다가 꺼내 껍질을 제거하고 다진다.
8 큰 냄비에 준비한 재료를 넣는다.
9 재료가 자작하게 잠길 정도로 닭 육수와 생수를 넣는다.
10 토마토 페이스트를 넣는다.
11 강한 불에서 끓기 시작하면 후춧가루와 카레 가루를 넣는다.
12 어느 정도 끓으면 뚜껑을 덮고 중불에서 1~2시간 정도 끓인다.

식단 코멘트

마녀수프는 섬유질이 많은 생채소를 그대로 섭취하면 먹기 불편하고 속이 거북할 수 있기 때문에 소화가 잘되도록 조리 과정을 통해 탄생한 다이어트 음식이다.

각종 채소를 푹 삶아 먹으면 채소에서 빠져나오는 비타민이나 미네랄, 항산화 효과가 있는 식물 영양소인 피토케미컬도 얻을 수 있다. 또한 맹물 대신에 닭 육수를 이용해서 양질의 단백질과 미량의 지방을 함께 얻을 수 있게 된다. 마지막으로 항산화 효과가 있는 카레와 후추로 맛을 내는데 특히 카레에는 지방 조직의 성장을 억제해서 체중 증가를 막아 주는 효과도 있다. 또한 양배추와 더불어 토마토, 샐러리 등 각종 채소들은 포만감을 빨리 오게 해서 과식을 방지하고 몸에 있는 해로운 독소를 빼는 해독 효과가 있다.

단, 당근을 삶은 물은 변비를 일으킬 수 있기 때문에 변비가 있는 사람

여기서 잠깐! **마녀수프는 심장 질환 환자들을 위한 다이어트 식단이다?**

마녀수프가 다이어트계에 혜성같이 등장한 것처럼 보이지만, 사실은 양배추수프가 한 단계 진보하여 새로운 이름을 얻게 된 것이라고 보면 된다. 마녀수프는 심장외과에서 수술을 앞둔 환자들이 먹는 것으로 알려졌지만 실제로는 사실과 다르다. 마녀수프를 고안한 것으로 알려진 캐나다 몬트리올의 한 심장외과와 미국 심장 협회, 심장외과 센터에서 모두 사실무근이라는 입장을 표명한 것이다.

하지만 유래를 정확하게 파악할 수는 없어도 마녀수프의 주재료인 양배추가 다이어트에 도움이 된다는 것은 임상 실험을 통해서 이미 검증된 바 있다. 독일의 페터 슐라이허 박사는 양배추로 만든 수프를 아침 식사 혹은 저녁 식사 대용으로 먹으면 일주일에 평균 4~6kg이 빠진다는 임상 실험 결과를 발표했다. 양배추는 저칼로리 음식으로 식이 섬유가 풍부하며, 비타민 A, B, C, U, K와 필수 아미노산인 라이신과 같은 각종 영양 성분을 함유하고 있어 건강을 해치지 않고 체중을 줄일 수 있는 좋은 식품이다. 또한 지방을 연소하고 체내 불순물을 신속히 배출하게 하는 효과가 있다.

들은 당근 하나 정도는 다른 채소로 대체하거나 제외시키길 권한다.

지금까지 마녀수프 조리법과 효과에 대해 알아봤다면, 이제 마녀수프를 일주일 동안 어떻게 구성해서 섭취해야 하는지 알아보자.

마녀수프 일주일 식단

1일차 과일 DAY
- 아침 마녀수프 + 사과 4쪽(또는 배 4쪽)
- 점심 마녀수프 + 자몽
- 저녁 마녀수프 + 과일 샐러드

• 바나나를 제외한 과일로 샐러드를 만들어야 한다.
• 1~2리터의 물을 수시로 마신다.

2일차 채소 DAY
- 아침 마녀수프 + 채소 샐러드
- 점심 마녀수프 + 채소 샐러드
- 저녁 마녀수프 + 채소 샐러드

• 과일은 섭취하지 않는다.
• 채소는 생채소로 섭취한다.

3일차 채소 + 과일 DAY
- 아침 마녀수프 + 과일(사과) + 저지방 우유
- 점심 마녀수프 + 과일 샐러드(자몽, 계절 과일 등)
- 저녁 마녀수프 + 채소 샐러드

• 3일차 때는 살짝 어지러울 수 있다.
• 3일차까지 식단을 잘 지킬 경우 3~5 kg 정도 감량이 가능하다.

4일차 바나나 DAY
- 아침 마녀수프 + 바나나 + 저지방 우유
- 점심 마녀수프 + 바나나 + 저지방 우유
- 저녁 마녀수프 + 바나나

• 바나나는 큰 것으로 매 끼마다 1개씩 섭취한다.
• 바나나를 섭취하는 이유는 몸에 에너지원을 공급해 근육 손실을 막기 위함이다.

5일차 토마토 + 닭가슴살 DAY
- 아침 토마토 + 저지방 우유
- 점심 토마토 + 닭가슴살
- 저녁 마녀수프 + 토마토 + 닭가슴살

• 5일차에는 단백질을 보충한다.
• 토마토는 큰 것으로 6개 정도를 세 끼에 나눠서 섭취한다.

6일차 스테이크 DAY
- 아침 채소 샐러드 + 저지방 우유
- 점심 마녀수프
- 저녁 마녀수프 + 스테이크 + 채소 샐러드

• 스테이크는 간을 하지 않는다.
• 스테이크는 기름기가 적은 안심 부위를 이용해야 양질의 단백질을 섭취하고 포화 지방은 제한할 수 있다.

7일차 현미 DAY
- 아침 현미죽 + 채소 샐러드
- 점심 마녀수프 + 저지방 우유
- 저녁 현미밥 + 채소 샐러드

• 부족할 수 있는 영양소와 탄수화물을 현미로 채워 주는 시기이다.

마녀수프 다이어트 원칙

1 독소 배출을 돕기 위해 하루에 물을 1.5리터 이상 마셔야 한다.

2 음주 금물! 만약에 술을 마셨다면 24시간이 지난 후에 다이어트 식단을 섭취한다.

3 다이어트 콜라를 포함한 탄산음료 섭취를 금지한다.

4 음료수는 물, 차, 감미료를 함유하지 않은 과일 주스, 무지방 우유를 섭취한다.

5 기름기가 많은 음식, 빵, 밀가루 음식의 섭취를 금한다.

6 설탕과 감미료의 섭취를 금한다.

7 소고기 스테이크 대신에 삶거나 구운 닭고기(껍질 제거) 또는 포화 지방이 적은 삶은 어류를 섭취할 수 있다.

8 식단은 저녁 6시 이전에 섭취한다.

식단 코멘트

마녀수프와 같은 죽 형태의 유동 식사를 일주일 동안 꾸준히 했기 때문에 갑작스럽게 밥 형태의 고형식을 늘리면 위가 놀라게 된다. 따라서 8일차부터는 미음을 섭취하거나 소식하는 것이 좋다.

단기간에는 빠른 체중 감량! 요요는 덤!

마녀수프를 처음 섭취하게 되면 특유의 냄새와 익숙하지 않은 맛 때문에 먹는 데 어려움을 겪게 된다. SBS 출발모닝와이드 〈밥상보감〉을 통해 마녀수프 다이어트에 도전했던 조혜정 주부도 3일차까지는 적응하는 데 어려움을 겪었다고 한다. 그렇기 때문에 마녀수프로 장기간 다이어트를 할 때에는 무한한 인내심이 필요해 보인다.

그러나 무엇보다 마녀수프를 장기적인 다이어트 방법으로서 권장하지 않는 이유는 영양학적 측면이 크다. 마녀수프의 일주일 식단은 1일차부터 3일차까지는 양배추수프와 채소, 과일관을 섭취하고 탄수화물과 단백질 섭취를 제한한다. 이렇게 급격하게 탄수화물과 단백질을 제한하면 뇌의 유일한 에너지원인 포도당이 공급되지 않아 근육에 있는 단백질에서 당을 합성하게 되는 포도당신합성이 일어난다. 따라서 근육 손실이 일어나게 된다.

그리고 사실 이 기간 동안 대부분의 체중 감량이 이루어지만 대부분 절반 이상은 수분이 빠져나간 것이다. 4일차부터 7일차까지는 부족했던 탄수화물과 단백질을 보완하도록 구성되어 있지만 부족한 영양소를 채우기는 힘들다.

또한 하루에 1200kcal 이하로 섭취하면 오히려 다이어트에 좋지 않다. 매일 적어도 1200kcal가 있어야 각종 필요한 영양분을 채울 수 있고, 효율적인 대사율을 유지해서 묵은 지방을 태워 버리고 새로운 지방이 생기지 않도록 할 수 있다.

그렇기 때문에 마녀수프 다이어트는 단기간 빠르게 체중을 감량할 수 있다는 장점을 가지고 있지만 영양 결핍으로 인한 근육 손실과 지방 축적률의 상승으로 오히려 살을 더 찌게 만든다. 게다가 일반 식사로 돌아갔을 때 요요 현상이 쉽게 올 수 있다. 그러므로 마녀수프 다이어트는 1~2주를 넘기지 않도록 하고, 본격적인 다이어트에 들어가기 전 유해 음식으로 인해 독소가 쌓인 우리 몸을 청소한다는 해독 개념으로 생각하는 것이 적합하다. 마녀수프 다이어트가 끝나더라도 바로 일반 식사로 돌아가지 않고, 코식 기간을 거친 후 본격적인 다이어트 식단을 따른다면 효과적으로 살을 뺄 수 있기 때문이다. 어떻게 보면 빨리 살을 빼겠다고 일주일간 단식을 하는 것보다 훨씬 건강에 도움이 되는 방법이기도 하다.

그러나 혹시라도 비만 전문의가 권장하는 기간보다 1~2주 정도 더 마녀수프 다이어트를 하고자 하는 분들을 위해 개선된 마녀수프 식단을 제안한다.

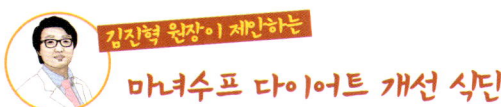

김진혁 원장이 제안하는 마녀수프 다이어트 개선 식단

SBS 출발모닝와이드 〈밥상보감〉의 주치의로 활동해 온 김진혁 원장이 제안하는 마녀수프 개선 식단은 최대 섭취 기간을 4주로 보고 부족했던 탄수화물과 단백질을 좀 더 적극적으로 보완하는 식단이다.

첫째는 닭가슴살 양배추수프이다. 기존 마녀수프가 맹물 또는 닭 육수에 각종 채소를 넣고 삶았다면, 이 수프는 닭가슴살을 곁들여 부족한 단백질을 보충하고 포만감을 더한 것이다.

둘째는 콩수프이다. 콩은 밭에서 나는 소고기라 불리는 식물성 단백질이다. 단백질을 보충함으로써 근육 손실을 막기에 이보다 적합한 식품은 없을 것이다. 또한 콩이 다이어트에 좋은 이유는 단백질이 풍부하다는 것 외에 적절하게 탄수화물을 공급하면서 당을 급격하게 올리지 않는 특징 때문이다. 그러나 아무리 좋은 콩도 생으로 먹게 되면 콩 속에 있는 소화를 방해하는 성분 때문에 예민한 사람들은 속이 거북해질 수도 있

먹으면 살이 빠지는 다이어트 레시피

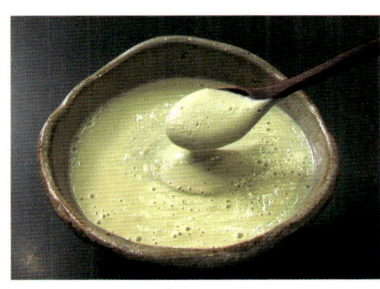

콩수프

READY
대두 1컵, 완두콩 1/2컵, 잣 1큰술, 꿀 1큰술, 소금 약간

RECIPE
1 끓는 물에 흰콩과 완두콩을 삶는다.
2 삶은 콩을 믹서에 넣고 간다.
3 간 콩을 그릇에 담고 약간의 소금과 꿀 1큰술을 넣고 젓는다.

단호박 양파 수프

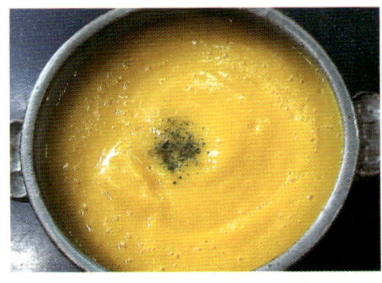

READY
단호박 1개, 양파 1/2개, 다시마 육수 2컵, 저지방 우유 1컵, 소금, 후춧가루 약간

RECIPE
1 단호박을 찜기에 넣고 푹 삶는다.
2 양파는 잘게 다져 물과 함께 볶는다.
3 삶은 단호박과 볶은 양파를 한 그릇에 담은 뒤 다시마 육수와 저지방 우유를 넣고 섞는다.
4 마지막으로 믹서에 곱게 갈면 단호박 양파수프가 완성된다.

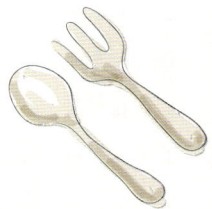

다. 그래서 콩은 푹 익혀 먹는 것이 좋다. 콩을 익히게 되면 유해 성분이 제거되어 소화 흡수가 더 잘된다. 또한 지방 분해 효과가 있는 잣을 첨가하면 한 끼 든든한 영양식이 되면서 칼로리를 낮추는 효과가 있어 다이어트에 도움이 된다. 마녀수프에 콩수프를 섞어서 먹으면 맛은 더욱 좋아지고 부족한 영양소를 채울 수 있는 것이다.

셋째는 단호박 양파수프이다. 호박과 양파에 들어 있는 비타민과 미네랄, 식물 영양소인 피토케미컬은 우리 몸에서 독소를 배출하는 역할을 하기 때문에 다이어트에 도움이 된다. 또한 호박은 붓기를 예방해 주고 이뇨 작용이 있어 노폐물 배출에 더욱 효과적이다.

출산 후 다이어트의 최강자!
영국 황태자비가(家) 다이어트

영국 황태자비 케이트 미들턴의 어머니 캐롤 미들턴이 4일 동안 약 2kg 감량에 성공했다고 해서 유명해진 영국 황태자비가(家) 다이어트는 할리우드 스타인 제니퍼 로페즈와 모델 지젤 번천의 산후 체중 관리 비법으로도 유명하다. 원래 영국 황태자비가(家) 다이어트는 프랑스의 피에르 뒤캉에 의해 고안되어 뒤캉 다이어트라고도 불린다. 탄수화물 섭취를 제한하고 순수하게 단백질만 섭취하는 식단으로 초기에 빠른 체중 감량이 장점이다. 그러나 단백질에 편중된 이 식단이 과연 그 효과만큼이나 안전한 것일까? 지금부터 뒤캉 다이어트에 대한 모든 것을 파헤쳐 보자.

영국 황태자비가(家) 다이어트의 정체는?

2011년 4월 29일 영국에서는 윌리엄 왕자와 케이트 미들턴의 결혼식이 성대하게 열렸다. 세계의 모든 이목이 집중되는 세기의 결혼식답게 결혼을 하기 전부터 숱한 화제를 불러 일으켰다. 그중에서도 황태자비, 케이트 미들턴의 어머니인 캐롤 미들턴의 다이어트 방법이 영국에서 가장 큰 주목을 받았다.

이 다이어트는 탄수화물의 섭취는 제한하고 고단백질로 식단을 구성하는데 초기에 체중을 빠르게 감량할 수 있다는 것이 장점이다. 할리우드의 대표적 몸짱 스타인 제니퍼 로페즈도 산후 체중 관리 방법으로 이 다이어트를 선택했고, 모델 지젤 번천이 출산 후 6개월 만에 런웨이로 돌아올 수 있었던 이유도 모두 이 다이어트에 있다고 한다.

우리나라에서도 2010년 12월 SBS 출발모닝와이드 〈밥상보감〉에 출연했던 허아정 주부가 이 다이어트 방법으로 출산 후 25kg 감량에 성공했다. 결혼 전 미스코리아 지역 본선까지 오를 정도로 타고난 몸매를 자랑했던 허아정 주부는 임신과 출산을 겪으면서 체중이 무려 29kg이나 증가해 77kg의 거구가 되었다. 2년에 걸친 다이어트 기간 동안 첫 1년은 모유 수유로 8kg을 감량하고 점차 식사량을 줄여서 16kg 감량에 성공했다. 그러나 다이어트에 도전한 지 1년이 지나자, 다이어트 정체기가 찾아왔고 영국 황태자비가(家) 다이어트로 새로운 돌파구를 찾았다.

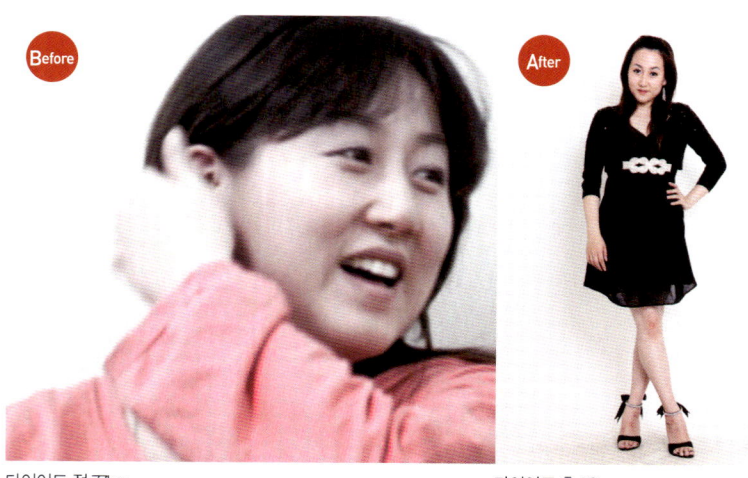

다이어트 전 77kg   다이어트 후 52kg

사람들에게 영국 황태자비가(家) 다이어트로 알려진 이 다이어트는 원래 프랑스의 피에르 뒤캉이 고안한 뒤캉 다이어트를 일컫는다. 프랑스에서는 이미 국민 다이어트라 불리며 관련 책이 100만 부 이상 판매되었고, 영국에서는 25만 부가 팔렸다고 한다.

실제로 SBS 출발모닝와이드 〈밥상보감〉 제작진이 국내에 거주하는 프랑스인 바네사를 만나 뒤캉 다이어트에 대한 인터뷰를 진행한 적이 있다. 두 아이의 엄마인 바네사 역시 출산 후 체중 관리로 뒤캉 다이어트를 선택했다고 한다. 최근 둘째 아이를 출산한 후에는 두 달 반 만에 15kg을 감량했다고 한다.

피에르 뒤캉 박사에 따르면 프랑스 내에서는 뒤캉 다이어트로 체중 감량에 성공한 주부가 150만 명에 이르고, 이 다이어트를 했던 사람의 40%는 이후에도 몸무게가 다시 늘지 않았다고 한다. 사람들이 다이어트 후 가장 우려하는 요요 현상을 피해갈 수 있다는 것인데, 그 이유는 뒤캉 다이어트가 체계적인 4단계로 이루어졌기 때문이라고 한다. 1단계와 2단계에서 대부분의 체중 감량이 이뤄지고 3단계와 4단계는 요요 현상을 방지하기 위한 굳히기(안정화) 기간이라고 볼 수 있다. 만약에 10kg을 감량 목표로 잡았다면 1단계 5일, 2단계 70일로 총 75일 만에 목표 체중에 도달할 수 있다는 것이다. 이제 좀 더 자세히 뒤캉 다이어트의 4단계에 대해 알아보자.

뒤캉 다이어트 따라 하기

1단계 – 공략기

- 탄수화물, 지방, 단백질 중 단백질 음식만 섭취한다.

- 모든 종류의 오일 섭취를 금지한다.

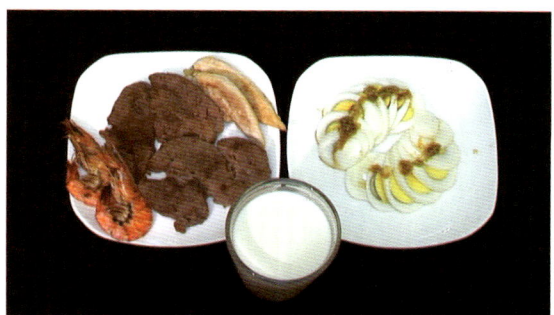

1단계 식단 예

1일째		
	오전 8시 아침 식사	무지방 우유 1컵 + 삶은 달걀 2개
	오전 10시	물 1컵
	오전 12시 점심 식사	물 1컵 + 해삼탕 (돼지고기 제외)
	오후 5시	녹차 1컵
	오후 6시 30분 저녁 식사	무지방 우유 1컵 + 허브 닭가슴살구이 + 달걀 샐러드
	저녁 8시	물 1컵

2일째		
	오전 8시 아침 식사	무지방 우유 1컵 + 게맛살 샐러드
	오전 10시	물 1컵
	오전 12시 점심 식사	무지방 우유 1컵 + 대구탕(밥 제외)
	오후 5시	녹차 1컵
	오후 6시 30분 저녁 식사	무지방 우유 1컵 + 허브 닭가슴살구이 + 달걀 샐러드
	저녁 8시	물 1컵

3일째		
	오전 8시 아침 식사	무지방 우유 1컵 + 삶은 달걀 1개 + 게맛살 샐러드
	오전 10시	물 1컵
	오전 12시 점심 식사	물 1컵 + 삼계탕(살코기만)
	오후 5시	녹차 1컵
	오후 6시 30분 저녁 식사	무지방 우유 1컵 + 소고기 안심구이 + 게맛살 샐러드
	저녁 8시	물 1컵

- 순수 단백질만 먹는 조건 아래 시간과 양 상관없이 마음껏 먹을 수 있다.

- 순수 단백질이라는 같은 식품군에만 있다면 어떤 음식이든 섭취할 수 있다.

- 하루에 물 1.5~2리터를 마신다.

※1단계 지속 기간

감량 목표	지속 기간	예상 감량 체중
5kg 미만	1일	1kg
10kg 미만	3일	1~2.5kg
10~20kg 사이	5일	2~3kg
20kg 이상	7~10일로 연장 (기간 연장시, 전문가와 상담 필요)	5kg 이상

※ 1단계—공략기에서는 감량 목표 체중에 따라 3~5일간 실시하는 것을 권장하지만 20kg 이상 감량할 시에는 전문 의와 상의한 후 7~10일로 연장할 수 있다. 단, 신장 질환이나 당뇨병을 앓고 있다면 시행하기 전에 전문의와 반드 시 상의해야 한다.

2단계 – 강화기

- 순수 단백질 식단과 단백질&채소 식단을 번갈아 섭취한다.

- 2단계 지속 기간 : 1kg 감량당 1주일 소요

  예) 5kg 감량 목표 => 5kg × 1주일 = 5주 동안 2단계 강화기 지속

- 게맛살, 닭가슴살, 달걀은 두부, 연어, 각종 연체류(오징어, 낙지 등), 갑각류(새우

  등), 보쌈 고기(살코기만) 등으로 대체할 수 있다.

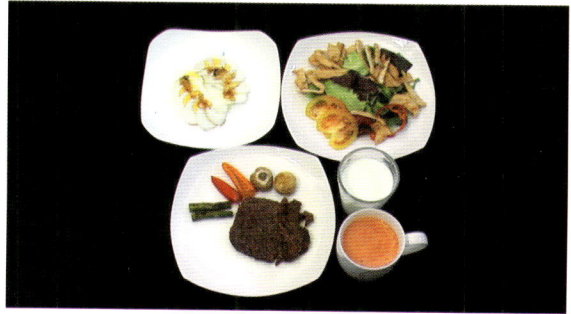

2단계 – ① 순수 단백질만 섭취

1일째
순수 단백질
오전 8시 아침 식사	무지방 우유 1컵 + 삶은 달걀 2개
오전 10시	물 1컵
오전 12시 점심 식사	물 1컵 + 해삼탕 (돼지고기 제외)
오후 5시	녹차 1잔
오후 6시 저녁 식사	무지방 우유 1컵 + 허브 닭가슴살구이 + 달걀 샐러드
저녁 8시	물 1컵

2일째
순수 단백질
오전 8시 아침 식사	무지방 우유 1컵 + 게맛살 샐러드
오전 10시	물 1컵
오전 12시 점심 식사	무지방 우유 1컵 + 대구탕(밥은 제외)
오후 5시	녹차 1잔
오후 6시 저녁 식사	무지방 우유 1컵 + 허브 닭가슴살구이 + 달걀 샐러드
저녁 8시	물 1컵

3일째
순수 단백질
오전 8시 아침 식사	무지방 우유 1컵 + 삶은 달걀 1개 + 게맛살 샐러드
오전 10시	물 1컵
오전 12시 점심 식사	물 1컵 + 삼계탕(살코기만)
오후 5시	녹차 1잔
오후 6시 저녁 식사	무지방 우유 1컵 + 소고기 안심구이 + 게맛살 샐러드
저녁 8시	물 1컵

4일째
순수 단백질
오전 8시 아침 식사	무지방 우유 1컵 + 흰살 생선구이 1토막
오전 10시	물 1컵
오전 12시 점심 식사	무지방 우유 1컵 + 삶은 달걀 2개 + 게맛살 샐러드
오후 5시	녹차 1잔
오후 6시 저녁 식사	무지방 우유 1컵 + 해산물 샤브샤브 + 문어 초회
저녁 8시	물 1컵

5일째
순수 단백질
오전 8시 아침 식사	무지방 우유 1컵 + 흰살 생선구이 1토막
오전 10시	물 1컵
오전 12시 점심 식사	물 1컵 + 알탕(알만 먹는다) + 삶은 달걀 2개
오후 5시	녹차 1잔
오후 6시 저녁 식사	무지방 우유 1컵 + 해산물 샤브샤브 + 안심햄 슬라이스
저녁 8시	물 1컵

2단계 – ② 단백질&채소 식단 섭취

6일째
단백질&채소

오전 8시 아침 식사	토마토 주스 + 허브 닭가슴살구이 + 스틱 샐러드
오전 10시	물 1컵
오전 12시 점심 식사	물 1컵 + 해삼탕(돼지고기 제외)
오후 5시	녹차 1잔
오후 6시 저녁 식사	무지방 우유 1컵 + 허브 닭가슴살구이 + 달걀 샐러드
저녁 8시	물 1컵

7일째
단백질&채소

오전 8시 아침 식사	토마토 주스 + 허브 닭가슴살구이 + 스틱 샐러드
오전 10시	물 1컵
오전 12시 점심 식사	무지방 우유 1컵 + 대구탕(밥은 제외)
오후 5시	녹차 1잔
오후 6시 저녁 식사	무지방 우유 1컵 + 허브 닭가슴살구이 + 달걀 샐러드
저녁 8시	물 1컵

8일째
단백질&채소

오전 8시 아침 식사	무지방 우유 1컵 + 삶은 달걀 2개 + 스틱 샐러드
오전 10시	물 1컵
오전 12시 점심 식사	물1컵 + 삼계탕(살코기 만)
오후 5시	녹차 1잔
오후 6시 저녁 식사	무지방 우유 1컵 + 소고기 안심구이 + 게맛살 샐러드
저녁 8시	물 1컵

9일째
단백질&채소

오전 8시 아침 식사	무지방 우유 1컵 + 삶은 달걀 2개 + 스틱 샐러드
오전 10시	물 1컵
오전 12시 점심 식사	무지방 우유 1컵 + 대구탕(밥은 제외)
오후 5시	녹차 1잔
오후 6시 저녁 식사	무지방 우유 1컵 + 게맛살 오이롤 + 소고기 안심구이
저녁 8시	물 1컵

10일째
단백질&채소

오전 8시 아침 식사	토마토 주스 + 허브 닭가슴살구이 + 채소 샐러드
오전 10시	물 1컵
오전 12시 점심 식사	무지방 우유 1컵 + 삶은 달걀 2개 + 게맛살 샐러드
오후 5시	녹차 1잔
오후 6시 저녁 식사	무지방 우유 1컵 + 게맛살 오이롤 + 달걀 샐러드
저녁 8시	물 1컵

3단계 – 안정기

• 감량한 체중을 유지하는 단계

• 단백질&채소를 주된 식단으로 섭취한다.

• 일주일에 두 끼는 먹고 싶은 음식을 먹고 싶은 양만큼 섭취한다(밥 또는 빵, 과일,

감자류 섭취 허용).

• 일주일에 하루는 순수 단백질 식단을 섭취하는데 요일을 정하고 바꾸지 않는다.

• 3단계 지속 기간 : 감량한 몸무게 중 유지 가능한 체중 × 10일

예) 총 감량체중 5kg

　　유지 가능한 체중 3kg

　　3단계 지속 기간 : 3kg × 10일 = 30일

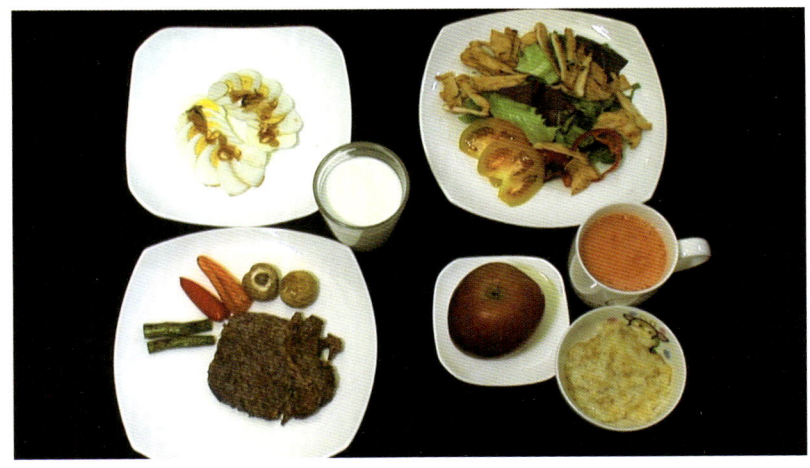

4단계 - 정착기

• 감량한 체중을 평생 안정시키는 단계

• 일주일에 6일은 일반 식사를 하고, 하루만 순수 단백질 식사를 한다.

• 4단계 지속 기간 : 평생

• 매일 3큰술씩 식이 섬유소 미숫가루를 평생 섭취한다.

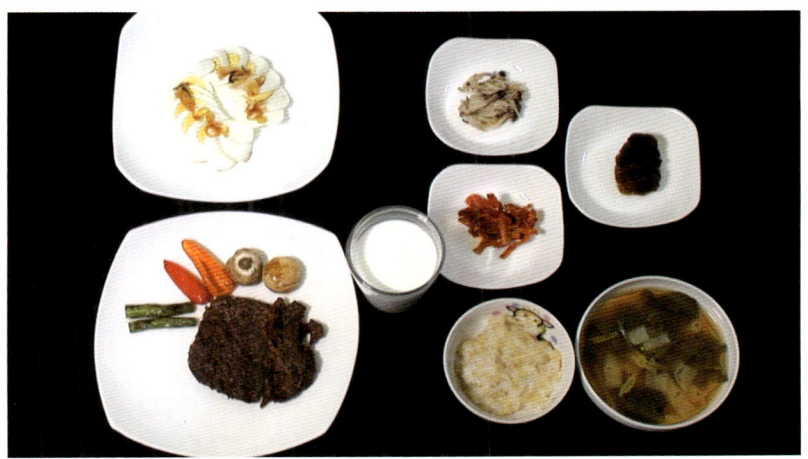

(참고 : 피에르 뒤캉, 《1주일에 하루만 하는 다이어트》, 권수연 옮김, 코코넛, 2007.)

식단 코멘트

1단계는 순수 단백질 다이어트 기간으로, 탄수화물과 지방의 섭취를 배제하고 오로지 단백질만 섭취하기 때문에 초기에 빠르게 체중을 감량할 수 있다. 이 다이어트에서 주목할 점은 그동안 다이어트에서 배제됐던 육류가 전면적으로 등장한 것이다. 고기를 먹으면 살이 찐다는 말을 뒤엎은 다이어트라고 할 수 있다. 실제로 피에르 뒤캉 박사는 다이어트를 하고 싶지만 고기만은 포기할 수 없다던 한 환자를 위해

이 다이어트를 고안했다고 한다. 그러나 뒤캉 다이어트에서 말하는 육류란 기름기가 없는 소고기, 송아지 고기, 말고기, 껍질을 제거한 닭고기만을 허용한다. 지방을 제외한 순수 단백질만 섭취하라는 것이다. 그 밖에 생선, 해산물, 달걀(노른자 포함), 무지방 유제품을 허용한다.

살을 빼려면 단백질에 집중하라!

단백질에 집중하는 것이 왜 빠른 체중 감량을 보장하는 것일까? 음식을 섭취하면 음식에 함유된 열량이 몸에 축적되는 동시에 소화 과정에서 소비된다. 이를 '음식에 의한 열 발생'이라고 하는데, 3대 영양소 중 100g당 소화 흡수 과정에 필요한 열량은 지방이 12kcal, 탄수화물이 7kcal인데 반해, 단백질은 약 30kcal가 필요하다. **즉 같은 양을 섭취해도 단백질이 지방이나 탄수화물보다 몸속에 남는 칼로리가 적은 것이다.**

또한 한국형 원시인 다이어트에서 설명했듯이 단백질은 포만감을 빨리 오게 하고, 길게 유지시킬 뿐만 아니라 탄수화물을 먹고 싶은 욕구를

여기서 잠깐! **앳킨슨 다이어트(황제 다이어트)와 뒤캉 다이어트의 차이점은 뭔가요?**

뒤캉 다이어트와 마찬가지로 육류 위주로 구성되는 황제 다이어트가 유명하다. 이 다이어트의 원래 이름은 앳킨슨 다이어트이며 탄수화물을 제한하는 데에만 포인트를 둔 다이어트 식단이다. 그렇기 때문에 단백질뿐만 아니라 지방 섭취도 가능하다. 그러나 뒤캉 다이어트는 오로지 순수 단백질만을 섭취하는 것이 포인트이다. 그래서 탄수화물은 물론 지방 섭취까지 제한한다. 뒤캉 다이어트가 단백질에 집중하는 이유는 단기간에 빠르게 체중을 감량하기 위해서이다. 체중이 감량되는 속도가 빨라야 사람들이 의지를 가지고 다이어트에 임한다는 피에르 뒤캉 박사의 의도가 담긴 것이다.

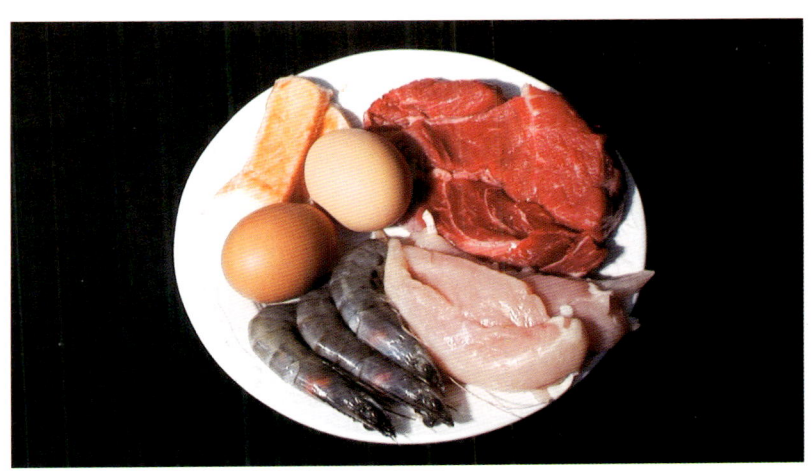

줄여 준다. 따라서 단백질을 중심으로 섭취하면 배가 빨리 불러서 폭식이나 과식이 줄어들어 전체 섭취량이 감소하며 탄수화물을 적게 섭취하는 것에 대한 스트레스도 함께 줄일 수 있다. 또한 단백질은 근육을 만드는 원료인데 근육은 평상시에 에너지 소비를 하는 데 큰 역할을 한다. 단백질 섭취를 충분히 해 주고 근력 운동을 하면 기초대사량이 높아지기 때문에 요요 현상을 방지하는 데 도움을 준다. 그 외에 부종과 수분의 정체를 억제하고, 몸의 저항력을 높여 주며 당질에 비해 인슐린 분비를 크게 자극하지 않아 '지방 분해 모드'를 오래 유지한다.

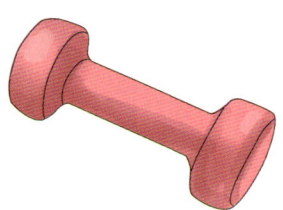

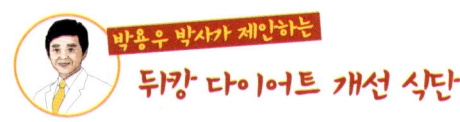

박용우 박사가 제안하는
뒤캉 다이어트 개선 식단

단백질만 섭취하는 영양소 편식, 문제는 없을까?

단백질 위주의 식단은 빠르고 확실한 체중 감량 효과를 기대할 수 있지만 영양소가 지나치게 편중되어 있기 때문에 잠재된 위험성도 있다. 적정한 탄수화물이나 지방을 섭취하지 않는다면 식이 섬유 부족으로 인한 변비 등 장 건강에 문제가 생길 수 있다. 또한 탄수화물 섭취가 이루어지지 않기 때문에 뇌의 에너지원을 지방에서 찾게 된다. 이렇게 되면 지방이 불완전 연소를 하여 케톤 혈증을 일으킬 수 있다. 케톤 혈증은 기억력 감퇴와 의식 혼미 등 뇌 건강에 이상을 일으킨다. 또한 혈액 내 포도당이 내려가서 저혈당 증세로 인한 어지러움, 두통, 근육 무력증 등이 있을 수 있다.

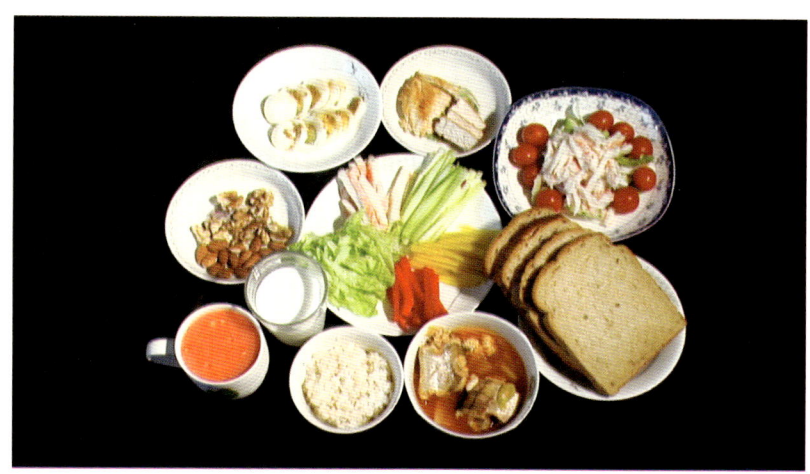

다음으로 지방의 섭취를 제한하게 되면 간에서 콜레스테롤 합성이 증가하게 되어 담석증으로 이어질 수 있다. 그렇다면 단백질 다이어트의 장점을 살리면서 문제점을 보완할 수 있는 식단은 없는 것일까? 그래서 박용우 박사가 제안하는 개선된 뒤캉 다이어트 식단을 공개한다.

1단계 – 공략기

- 1단계는 일주일 이내로만 시행한다.

- 부족한 영양소 보충을 위해 종합비타민제를 아침, 저녁으로 복용한다.

- 달걀 섭취 개수는 흰자의 경우 마음껏 먹어도 되지만 노른자는 하루 1~2개를 넘지 않도록 한다.

1일째		
	오전 8시 아침 식사	무지방 우유 1컵 + 삶은 달걀흰자 2개
	오전 10시	물 1컵 + 종합비타민저
	오전 12시 점심 식사	물 1컵 + 해삼탕(돼지고기 제외)
	오후 5시	녹차 1컵
	오후 6시 저녁 식사	무지방 우유 1컵 + 허브 닭가슴살구이 + 달걀 샐러드
	저녁 8시	물 1컵 + 종합비타민제

2일째		
	오전 8시 아침 식사	무지방 우유 1컵 + 게맛살 샐러드
	오전 10시	물 1컵 + 종합비타민제
	오전 12시 점심 식사	무지방 우유 1컵 + 대구탕(밥 제외)
	오후 5시	녹차 1컵
	오후 6시 저녁 식사	무지방 우유 1컵 + 허브 닭가슴살구이 + 달걀 샐러드
	저녁 8시	물 1컵 + 종합비타민제

3일째		
	오전 8시 아침 식사	무지방 우유 1컵 + 삶은 달걀 1개 + 게맛살 샐러드
	오전 10시	물 1컵 + 종합비타민제
	오전 12시 점심 식사	물 1컵 + 삼계탕(살코기만)
	오후 5시	녹차 1컵
	오후 6시 저녁 식사	무지방 우유 1컵 + 소고기 안심구이 + 게맛살 샐러드
	저녁 8시	물 1컵 + 종합비타민제

2단계 - 강화기

• 원래는 순수 단백질과 단백질&채소 식단을 번갈아 시행했지만 개선 식단에서는 순수 단백질 식단을 1단계에서 끝내고 2단계에서는 단백질&채소 식단과 복합 탄수화물을 포함한 식단을 번갈아 시행한다.

• 우유는 무지방 우유를 섭취한다.

1일째
단백질&채소

오전 8시 아침 식사	토마토 주스 + 허브 닭가슴살구이 + 채소 스틱 샐러드
오전 10시	물1컵
오전 12시 점심 식사	우유 1컵 + 해삼탕(돼지고기 제외)
오후 5시	녹차 1잔
오후 6시 저녁 식사	우유 1컵 + 허브 닭가슴살구이 + 달걀 샐러드
저녁 8시	물 1컵

1일째
단백질&채소
+ 복합
탄수화물

오전 8시 아침 식사	토마토 주스 + 허브 닭가슴살구이 + 채소 샐러드
오전 10시	물1컵
오전 12시 점심 식사	우유 1컵 + 대구탕(현미밥 반 공기)
오후 5시	녹차 1잔
오후 6시 저녁 식사	우유 1컵 + 허브 닭가슴살구이 + 달걀 샐러드
저녁 8시	물 1컵

3일째
단백질&채소

오전 8시 아침 식사	토마토 주스 + 삶은 달걀 2개 + 채소 스틱 샐러드
오전 10시	물1컵
오전 12시 점심 식사	우유 1컵 + 삼계탕(살코기만)
오후 5시	녹차 1잔
오후 6시 저녁 식사	우유 1컵 + 소고기 안심구이 + 게맛살 샐러드
저녁 8시	물 1컵

4일째
단백질&채소
+ 복합
탄수화물

오전 8시 아침 식사	토마토 주스 + 삶은 달걀 2개 + 채소 스틱 샐러드
오전 10시	물 1컵
오전 12시 점심 식사	우유 1컵 + 알탕(현미밥 반 공기)
오후 5시	녹차 1잔
오후 6시 저녁 식사	우유 1컵 + 게맛살 오이롤 + 소고기 안심구이
저녁 8시	물 1컵

5일째 단백질&채소	오전 8시 아침 식사	토마토 주스 + 허브 닭가슴살구이 + 채소 샐러드
	오전 10시	물 1컵
	오전 12시 점심 식사	우유 1컵 + 삶은 달걀흰자 2개 + 게맛살 샐러드
	오후 5시	녹차 1잔
	오후 6시 저녁 식사	우유 1컵 + 게맛살 오이롤 + 달걀 샐러드
	저녁 8시	물 1컵

6일째 단백질&채소 + 복합 탄수화물	오전 8시 아침 식사	토마토 주스 + 허브 닭가슴살구이 + 채소 샐러드
	오전 10시	물 1컵
	오전 12시 점심 식사	우유 1컵 + 연어 샐러드 + 통밀빵 1~2쪽
	오후 5시	녹차 1잔
	오후 6시 저녁 식사	우유 1컵 + 허브 닭가슴살구이 + 달걀 샐러드
	저녁 8시	물 1컵

7일째 단백질&채소	오전 8시 아침 식사	토마토 주스 + 허브 닭가슴살구이 + 채소 샐러드
	오전 10시	물 1컵
	오전 12시 점심 식사	우유 1컵 + 해물탕(밥은 제외)
	오후 5시	녹차 1잔
	오후 6시 저녁 식사	우유 1컵 + 허브 닭가슴살구이 + 달걀 샐러드
	저녁 8시	물 1컵

8일째 단백질&채소 + 복합 탄수화물	오전 8시 아침 식사	토마토 주스 + 흰살 생선구이 1토막 + 채소 샐러드
	오전 10시	물 1컵
	오전 12시 점심 식사	우유 1컵 + 닭가슴살 샐러드 + 통밀빵 1~2쪽
	오후 5시	녹차 1잔
	오후 6시 저녁 식사	우유 1컵 + 해산물 샤브샤브 + 안심햄 슬라이스
	저녁 8시	물 1컵

9일째 단백질&채소	오전 8시 아침 식사	토마토 주스 + 삶은 달걀 2개 + 채소 샐러드
	오전 10시	물 1컵
	오전 12시 점심 식사	우유 1컵 + 삶은 달걀 2개 + 게맛살 샐러드
	오후 5시	녹차 1잔
	오후 6시 저녁 식사	우유 1컵 + 게맛살 양상추쌈 + 소고기 안심구이
	저녁 8시	물 1컵

10일째 단백질&채소 + 복합 탄수화물	오전 8시 아침 식사	토마토 주스 + 카레 닭가슴살구이 + 채소 샐러드
	오전 10시	물 1컵
	오전 12시 점심 식사	우유 1컵 + 동태탕 (현미밥 반 공기) + 게맛살 양상추쌈
	오후 5시	녹차 1잔
	오후 6시 저녁 식사	우유 1컵 + 게맛살 채소 샐러드 + 달걀 샐러드
	저녁 8시	물 1컵

3단계 - 안정기

- 뒤캉 다이어트 2단계를 기본으로 하되, 매일 점심에 현미 잡곡밥 반 공기나 통밀 빵 1~2쪽을 추가하여 복합 탄수화물의 섭취를 늘린다.

- 점심과 저녁 사이에 간식으로 호두, 아몬드 등의 견과류를 한줌 섭취해 양질의 지방산을 흡수한다.

4단계 - 정착기

- 4단계 시행 기간을 평생이 아니라 다이어트 시작 후 1년이 지날 때까지만 하다.

- 일주일에 하루만 순수 단백질 식사를 하는 것은 기존과 같다.

여기서 잠깐!

출산 후 비만에 뒤캉 다이어트는 최선일까?

출산 직후 체중 관리가 평생 체중을 좌우한다는 말이 있을 만큼 이 시기는 많은 여성들에게 가장 중요하다. 그래서 흔히 출산 후 다이어트는 기간 싸움이라고 한다. 출산하고 3개월이 지나면 불어난 체중으로 고정되기 때문에 이후에는 그만큼 살을 빼기가 더 어렵기 때문이다.

단기간에 살을 빼야 한다는 점에서 단백질 다이어트만 한 것이 없어 보인다. 뒤캉 다이어트 시행 기간을 계산해보면 10kg을 뺄 때 75일이 필요하다. 3개월도 채 안 되는 기간이다. 그러나 단백질에 편중된 식단인 만큼 문제가 있다. 전문의에 따르면 탄수화물을 지나치게 제한하면 모유 수유에 지장을 줄 수 있기 때문에 산후 비만 관리로 적절하지 않다고 한다. 약과 독을 양손에 쥐고 있는 형국이다.

Diet Winner의 한마디

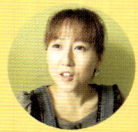

허아정 25kg 감량 성공

"남편이 예전에 정말 잘해 줬는데 뚱뚱해지니까 조금 덜 잘해 주더라고요. 그런데 지금은 다시 살 빼니까 연애할 때랑 똑같이 잘해 주는 거예요. 예전에 몸무게가 70kg대였을 때 남편이 흰색 옷 입으면 백곰이라고 놀렸거든요. 그런데 지금은 예쁘다는 말을 자주 해 줘요. 제 노력의 대가죠. 눈물의 대가."

먹으면 살이 빠지는 다이어트 레시피

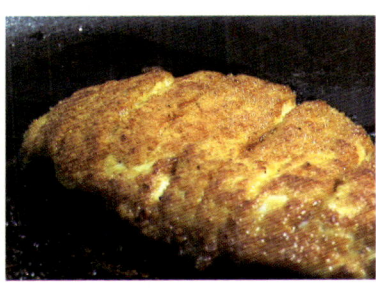

카레 닭가슴살구이

READY
닭가슴살, 카레 가루, 올리브유, 우유

RECIPE
1 닭가슴살에 칼집을 낸 후 우유에 30분간 재워서 냄새를 제거한다.
2 올리브유를 살짝 뿌리고 10분간 한 번 더 재운다.
3 카레 가루를 위에 뿌려서 굽는다.

게맛살 양상추쌈

READY
게맛살, 양상추, 노란 파프리카, 빨간 파프리카, 녹색 피망, 오이, 방울토마토, 참기름 소스(참기름 3큰술, 식초 1~2큰술, 진간장 3큰술, 레몬즙 1큰술, 마늘 1작은술)

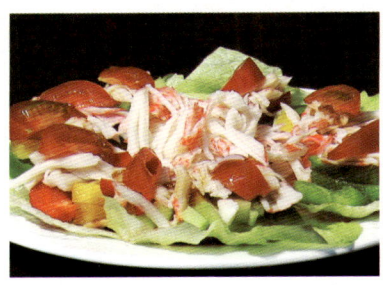

RECIPE
1 양상추를 한입 크기로 자른다.
2 각종 채소를 먹기 좋은 크기로 썰고, 양상추에 올린다.
3 참기름 소스를 뿌린다.

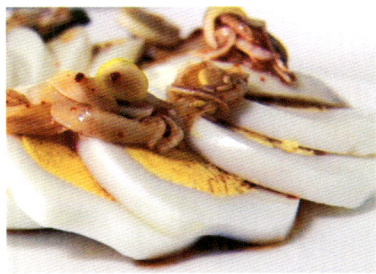

달걀 샐러드

READY
달걀 2개, 양념간장(간장 1작은술, 물 1큰술, 고춧가루 약간, 다진 실파, 마늘 약간, 깨소금)

RECIPE
1 달걀 2개를 완숙으로 삶아서 껍질을 벗긴 후 얇게 썬다.
2 썰어 놓은 달걀을 접시에 가지런히 담고 양념간장을 위에 뿌린다.

몸속의 독을 빼라!
한국형 디톡스(해독) 다이어트

한국형 디톡스(해독) 다이어트 맛보기!

현미밥과 된장국, 각종 나물에 생선구이까지! 이제 밥 먹고 살 빼는 것이 대세이다. GI지수(혈당지수)와 건강 상태에 맞는 식품만 잘 골라 먹으면 잘 먹고도 살을 뺄 수 있다는 것이 한국형 디톡스 다이어트 핵심이다. 요요 현상 없는 다이어트 성공으로 가는 길을 지금부터 공개한다.

디톡스 다이어트의 정체는?

디톡스 다이어트란 몸에 있는 독소를 배출시켜 체중 감량은 물론 건강 개선까지 기대할 수 있는 다이어트 방법이다. 2010년에 인기를 끌었던 마녀수프 또한 갖가지 채소를 이용한 디톡스 다이어트의 하나이다. 원래 해독이란 개념은 일찍이 동양 의학에서도 사용되어 왔으나 현대적인 해독 개념은 유럽과 미국에서 보편화되고 정착되었다. 따라서 현대의 해독 요법들은 대부분 서양식 채소와 레몬, 자몽 등과 같은 과일로 이루어진 것이 많다.

1930년대 시카고의 한 의사가 위궤양 치료를 위해 고안한 것으로 알려진 레몬 디톡스 다이어트는 비욘세가 영화 〈드림걸스〉 촬영을 앞두고

2주 만에 8kg 감량에 성공해 유명세를 타기 시작했다. 뒤이어 안젤리나 졸리도 이 다이어트법으로 10kg 이상을 감량해 화제가 된 바 있다.

레몬 디톡스 다이어트 방법

READY
레몬즙 20㎖, 메이플 시럽 또는 니라 시럽 20㎖, 물 250㎖, 카이엔페퍼 소량(고춧가루 대체 가능)

RECIPE
레몬즙과 시럽, 물의 비율을 1:1:12.5로 혼합하여 하루에 최소 6잔 이상, 2ℓ를 아침, 점심, 저녁으로 수시로 나눠 마신다.

레몬 디톡스 다이어트는 지방성 음식물 섭취를 금하고 식사 대용으로 레몬즙과 카이엔페퍼, 메이플 시럽 또는 니라 시럽을 물에 섞어 마시는 방법이다. 레몬즙과 시럽으로 최소한의 탄수화물만 섭취하고 카이엔페퍼를 통해 몸에 열이 나게 해서 신진대사 속도를 증가시킨다. 그 밖에 변비 예방과 식욕 억제, 식습관 개선, 피로 회복, 지방 분해 효과가 있어 단기간에 살을 빼야 할 때 효과적이다. 최소 2일에서 10일까지 섭취하거나 매일 하루 한 끼 식사 대신 레몬 디톡스 주스를 마시고, 일반 식사를 저칼로리로 제한해서 한 달 이상 꾸준히 지속하기도 한다.

그러나 식사 대신 칼로리가 낮은 레몬 해독 주스를 마시는 것은 단기간 체중 감량 효과는 있지만 장기간 지속하면 탈수 및 영양실조에 걸리게 한다. 또한 단백질 부족으로 인해 체지방보다 근육의 손실을 야기해서 요요 현상이 오기 쉽다. 탄수화물의 섭취도 너무 적기 때문에 식욕 조절에 한계가 있어 스트레스가 커지는 단점도 있다.

한국형 디톡스 다이어트란?

한국형 디톡스 다이어트는 기존의 GI 다이어트와 디톡스 다이어트를 결합하여 GI지수가 60 이하인 음식들만 골라 먹는다는 것이 특징이다. GI(Glycemic Index)지수, 즉 혈당지수는 섭취한 음식이 체내에 흡수되었을 때 혈당을 얼마나 빠르고 높게 올리느냐에 따라 결정된다. 혈당을 빠르게 높여 인슐린 분비를 과도하게 촉진하는 음식은 GI지수가 높다. GI지수가 높은 음식을 섭취하게 되면 인슐린 분비가 과하게 촉진되어 혈당을 근육이나 간으로 운반하는 속도가 빨라진다. 이렇게 되면 포도당은 근육과 간에 충분히 비축되기 전에 지방으로 축적되기 쉽다. 게다가 인슐린이 과다 분비되면 폭식을 유발하기까지 한다. 그렇기 때문에 음식을 선택함에 있어 GI지수가 중요한 기준이 될 수 있는 것이다. 그러나 GI지수가 절대적인 기준은 아니므로 GI지수와 함께 영양소와 칼로리도 꼼꼼히 따지며 섭취하는 것이 바람직하다.

무엇보다 디톡스 다이어트의 핵심은 해독 기능을 가진 식품을 주재료로 사용하여 식단을 구성했다는 것이다. 기존 디톡스 다이어트가 독소를 배출하기 위해 식사 제한을 많이 했다면 한국형 디톡스 다이어트는 GI지수와 해독이라는 두 가지 범위 내에서 현미밥과 된장국, 각종 나물 등 한식으로 식단을 구성한다. 그렇기 때문에 한국인이 쉽게 장기간 시행할 수 있고, 식사 제한을 최소화하기 때문에 근육 손실이 적고, 지방 위주로 체중 감량이 이루어져서 요요 현상 부담이 적다. 또한 녹황색 채소를 섭취해 지방을 분해하면 독소도 함께 배출되기 때문에 체중 감량은 물론 건강까지 증진된다. 단순히 수동적으로 체중만을 줄이는 다이어트가 아니라 질병의 예방 및 치료 브조까지 겸한 능동적 개념의 다이어트라고 할 수 있는 것이다.

실제로 2011년 1월 13일 SBS 출발모닝와이드 〈밥상보감〉에 출연한 황점순 씨는 한국형 디톡스 다이어트를 통해 3개월 만에 10kg 체중 감량에 성공했다. 또한 근육 손실 없이 지방만 빠져 다이어트를 한 지 6개월이 지난 후에도 요요 현상이 없었다고 한다. 더욱 주목할 만한 점은 다이어트를 하기 전 건강 검진 결과 지방간, 고지혈증, 고혈압이 있었는데 다이어트 성공 이후 모두 사라졌다는 것이다.

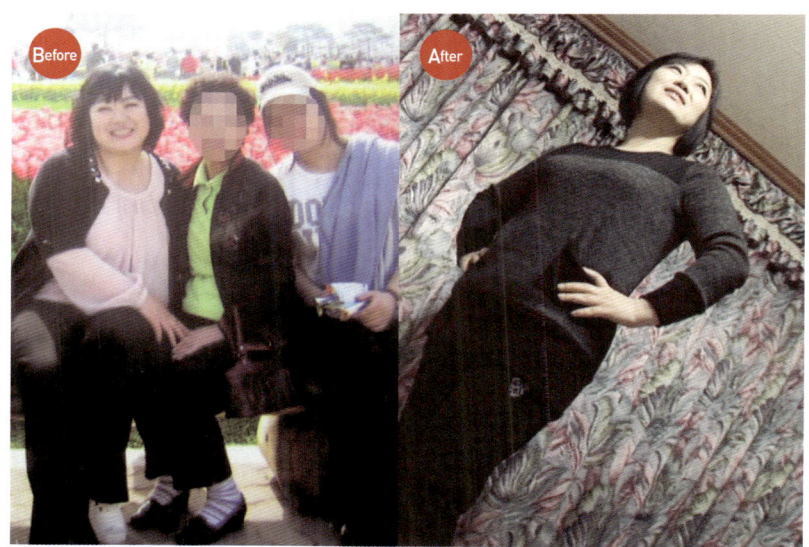

다이어트 전 75kg   다이어트 후 58kg

황점순 주부의 한국형 디톡스 다이어트 하루 식단

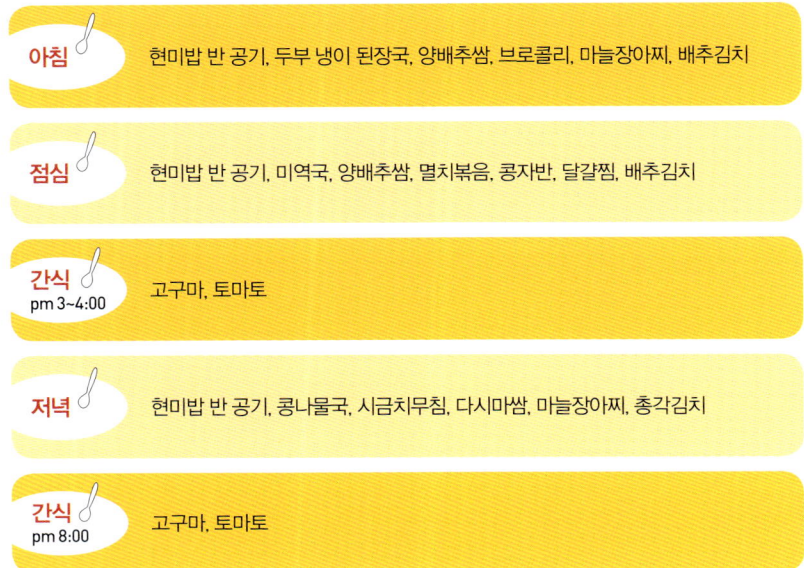

아침 현미밥 반 공기, 두부 냉이 된장국, 양배추쌈, 브로콜리, 마늘장아찌, 배추김치

점심 현미밥 반 공기, 미역국, 양배추쌈, 멸치볶음, 콩자반, 달걀찜, 배추김치

간식 pm 3~4:00 고구마, 토마토

저녁 현미밥 반 공기, 콩나물국, 시금치무침, 다시마쌈, 마늘장아찌, 총각김치

간식 pm 8:00 고구마, 토마토

식단 코멘트

체중 감량과 건강 개선을 위해 디톡스 다이어트를 시작한 황점순 주부는 다양한 해독 식품과 GI지수가 낮은 식품으로 하루 식단을 구성하였다. 먼저 GI지수가 84로 높은 백미 대신 56인 현미를 즐겨 먹었다. 또한 GI지수가 55인 고구마와 30인 토마토를 간식으로 섭취했다.

냉이는 간에 지방이 축적되는 것을 방지하기 때문에 지방간 개선에 도움을 주었고, 다시마와 함께 변비 예방에도 효과가 높았다. 마늘장아찌는 고혈압 개선에 도움이 되었고, 양배추쌈은 위 건강을 개선해 주었다 (191쪽 GI지수표 참조).

황점순 주부의 사례처럼 한국형 디톡스 다이어트는 자신의 증상에 맞

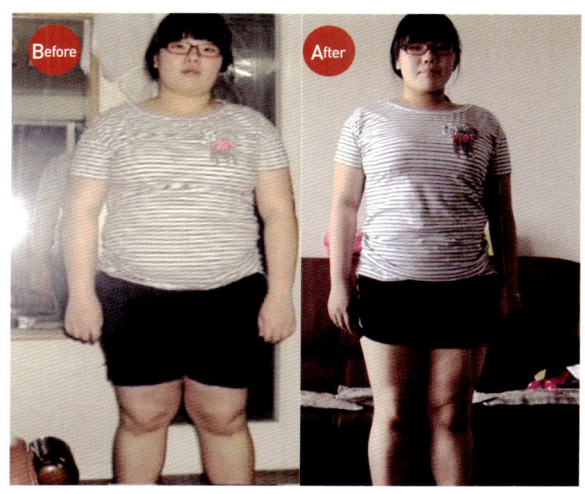

다이어트 전 87.2kg　　　　　다이어트 후 79kg

게 식단을 구성할 수 있다는 것이 가장 큰 장점이다. 2011년 1월 20일과 4월 21일에 걸쳐 SBS 출발모닝와이드 〈밥상브감〉에 출연한 문정혜 양은 고3 수험생으로 당시 고도 비만 진단을 받았다. 18세 나이에도 불구하고 지방간과 콜레스테롤 증가라는 진단을 받았다. 게다가 비만으로 인해 체력 저하와 집중력 약화로 학업을 병행하는 데 어려움을 겪고 있었다. 그래서 시작된 100일간의 다이어트는 해독과 GI지수 개념에 수험생을 위한 두뇌 음식까지 더해져 구성되었다. 그 결과 100일 동안 8kg 감량은 물론 건강 검진 결과 증상들도 많이 완화되었다는 진단을 받았다.

수험생을 위한 한국형 디톡스 다이어트 하루 식단

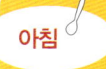 **아침**　연근 현미밥(+양념간장), 버섯 미역국, 고등어구이, 청포묵 채소무침, 김치

| 점심 | 찐 고구마 중간 크기 1개, 두부 새싹 채소 샐러드(호두 또는 아몬드 포함) |

| 간식
pm 3~4:00 | 토마토, 호두 |

| 저녁 | 연근 현미밥, 콩나물 닭가슴살볶음, 김, 시금치무침, 브로콜리 |

| 간식
pm 8:00 | 토마토, 호두 |

식단 코멘트

연근, 고등어, 미역, 버섯, 호두, 두부, 김, 시금치, 브로콜리 등 두뇌 음식들을 매 끼니마다 섭취할 수 있도록 식단을 구성했다. 거기에 간에 좋은 당근과 동의보감에서 백 가지 독을 푼다고 했던 녹두, 아토피 치료와 해독 효과에 모두 좋은 연근이 밥상에 올라왔다.

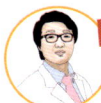

김진혁 원장이 제안하는
한국형 디톡스 다이어트 식단

그렇다면 본격적으로 한국형 디톡스 다이어트 식단을 살펴보자.

월요일 간 해독 DAY	아침	차조밥 반 공기, 냉이 된장국, 미역 오이 초무침, 배추김치
	점심	새싹 비빔밥 반 공기, 조개 된장국, 배추김치, 냉이무침
	저녁	보리밥 반 공기, 냉이 버섯찌개, 표고버섯 양파볶음, 당근 우엉조림, 깍두기

간 해독에 좋은 냉이와 당근의 섭취를 늘린다.

먹으면 살이 빠지는 다이어트 레시피

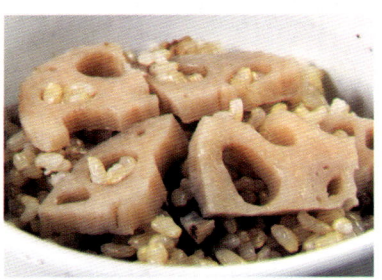

양념간장
간장 2큰술, 통깨 조금, 들기름 1작은술, 마늘 다진 것 1/2작은술, 고춧가루 1작은술, 매실 원액 1작은술

연근 현미밥

READY
연근, 간장, 통깨, 들기름, 다진 마늘, 고춧가루, 매실 원액

RECIPE
1 연근을 얇게 썰어, 4등분한 후 식초를 넣은 물에 5분 정도 삶아서 떫은 맛을 없앤다.
2 미리 불린 현미에 연근을 넣고 밥을 짓는다.
3 취향에 따라 연근 현미밥에 비벼 먹을 수 있는 양념간장을 만든다.

청포묵 채소무침

READY
녹두묵(청포묵), 달래 1/2묶음, 당근, 참기름, 소금, 깨

RECIPE
1 달래와 녹두묵을 4cm 길이로 자르고, 당근은 채 썬다.
★녹두묵이 딱딱하다면 끓는 물에 소금을 약간 넣어 데치면 부드러워진다.
2 참기름 1/2큰술, 소금 1/2작은술, 깨 1큰술을 넣어 양념장을 만든다.
★새콤하게 먹으려면 식초와 간장을 넣어도 된다.
3 분량의 양념에 달래를 먼저 넣어 살짝 무친 다음 녹두묵을 넣어 다시 한 번 무친다.

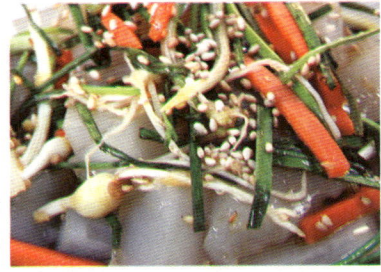

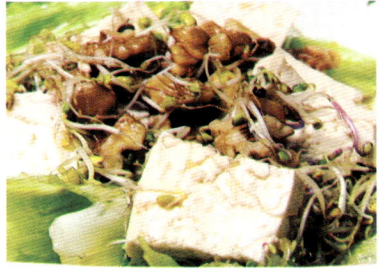

오리엔탈 드레싱
올리브유 3큰술, 식초 2~3큰술, 진간장 3큰술, 레몬즙 1/2큰술, 다진 마늘 1작은술, 참기름 3작은술, 허브 가루 약간

두부 새싹 채소 샐러드

READY
두부, 새싹 차소, 양상추, 호두, 올리브유, 식초, 진간장, 레몬즙, 다진 마늘, 참기름, 허브 가루

RECIPE
1 소금을 넣은 물에 두부를 살짝 데친다.
2 새싹 채소와 양상추를 먹기 좋은 크기로 준비한다.
3 양상추와 새싹 채소에 먼저 오리엔탈 드레싱을 넣어 버무린 후 두부를 넣고 다시 한 번 살짝 버무린다.

화요일 심장 혈관 해독 DAY	**아침** **점심** **저녁**	호밀빵 1조각, 토마토&브로콜리 샐러드, 양파 양송이구이 완두콩밥 반 공기, 건새우 미역국, 양파 오이소박이, 김구이, 깍두기 흑미밥 반 공기, 오리가슴살냉채, 콩나물무침, 양파장아찌, 배추김치	심장 혈관이 좋지 않거나 협 심증, 심근 경색 등 가족력이 있는 분은 양파와 오리고기 섭취를 늘린다.
수요일 위장 해독 DAY	**아침** **점심** **저녁**	매생이죽 반 공기, 계란팟국, 나박김치, 감자 메추리알 장조림 녹두밥 반 공기, 청국장, 양파찜, 멸치 고추조림, 양배추쌈 현미밥 반 공기, 생선구이, 봄나물무침, 배추김치, 토마토 오징어냉채	소화 장애나 속 쓰림이 잦은 분은 양배추, 감자, 토마토의 섭취를 늘린다.
목요일 장 해독 DAY	**아침** **점심** **저녁**	율무밥 반 공기, 다시마채무침, 멸치 고추볶음, 콩나물무침, 깍두기 검정콩밥 반 공기, 닭 미역국, 고등어구이, 우엉 피망볶음, 배추김치 고구마밥 2/3공기, 콩비지찌개, 나박김치, 호두 멸치볶음	• 변비가 잦은 분은 프룬, 호 두, 고구마, 다시마 섭취를 늘린다. • 설사가 잦은 분은 도토리, 마늘, 부추 섭취를 늘린다. • 과민성 대장염이 잦은 분은 무청, 검정콩 섭취를 늘린다.
금요일 혈당 해독 DAY (췌장)	**아침** **점심** **저녁**	찐 고구마 중간 크기 1개, 저지방 우유 200㎖, 콩 브로콜리 샐러드 검정콩 주먹밥 1/2개, 아욱국, 오이무침, 두릅 바지락찜, 나박김치 연두부죽 1/2공기, 나박김치, 오이장아찌, 콩 오징어채볶음	당뇨 가족력이 있는 분은 콩, 두릅의 섭취를 늘린다.
토요일 피부 해독 DAY	**아침** **점심** **저녁**	발아 현미밥 반 공기, 연근조림, 피망볶음, 도라지무침, 열무김치 연근밥 반 공기, 동태찌개 , 달걀찜, 깍두기 차수수밥 반 공기, 쑥국, 김치볶음, 피망볶음, 깍두기, 알로에 주스	피부 트러블이 많거나 아토 피가 있는 분은 연근, 알로에 섭취를 늘린다.
일요일 혈액순환 해독 DAY	**아침** **점심** **저녁**	버섯죽 반 공기, 맑은 순두부국, 깻잎무침, 데친 오징어 파무침 팥밥 반 공기, 황태팟국, 파김치, 콩나물무침, 오이소박이, 배추김치 고구마밥 반 공기, 쑥국, 파채 올린 닭가슴살구이, 미역 오이 초무 침, 열무김치	혈액 순환이 잘 안돼서 사지 냉증이 있는 분은 쑥이나 파 섭취를 늘린다.

다음 원칙을 준수하여 7일 동안 꾸준히 시행하다 보면 어느 순간 체중

감량은 물론 건강해진 자신을 발견할 것이다. 그러나 체중 감량과 건강,

이 두 마리 토끼를 모두 잡을 수 있는 한국형 디톡스 다이어트에도 단점

은 있다. 이미 눈치 챈 독자도 있을 것이다. 한국형 디톡스 다이어트는 건강하게 살을 뺄 수 있지만 원푸드 다이어트나 저탄수화물 다이어트에 비해 체중 감량 속도가 느리다. 대신 GI지수가 낮은 음식들로 구성되어 근육보다 상대적으로 부피가 훨씬 큰 지방 위주로 감소하기 때문에 지방을 더 많이 감량하고 요요 현상에 강하다. 그러므로 체중 자체에 집착하기보다 장기간 친숙한 식단으로 건강하게 살을 빼고자 하는 분들에게 추천한다.

POINT!

한국형 디톡스 다이어트 식단 원칙

1 가장 먼저 채소를 먹고 지방, 단백질을 먹는 것이 위가 포만감을 느끼기에 가장 좋은 순서이다.

2 식사는 한 끼에 20분 이상 천천히 한다.

3 밥을 주식으로 하되, 가급적 잡곡밥을 먹고 밀가루 음식은 섭취를 금하는 게 좋다.

4 채소는 가능한 많이 섭취해야 하고 특히 아침에 먹으면 좋다.

5 오이, 토마토를 준비해서 간식으로 먹는다. 단, 드레싱은 첨가하지 않거나 간장 소스로 한다.

6 일주일에 한 번 정도 사우나나 스팀 목욕, 욕조 입욕을 한다.

7 식이 요법을 하는 동안 술은 절대 금물이다.

8 두부나 해초류, 채소, 현미밥, 된장국 같은 채식 중심으로 식단을 구성한다.

Diet Winner의 한마디

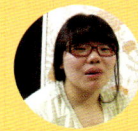

문정혜 100일 동안 8kg 감량 성공

"살을 빼니까 자신감이 생겨요. 이제 목표는 67kg이예요. 살도 빼고, 공부도 열심히 해서 꼭 식품 영양학과에 들어갈 거예요. 저처럼 비만으로 고민하는 사람들에게 희망을 전하고 싶어요. 그게 저의 새로운 꿈이예요."

효능별 해독 식품

간을 위한 디톡스 음식

오미자 오미자에 함유
된 유기산은 간 기능을
강화시키는 역할을 하
며 특히 간 기능 저하
로 대변이 묽고 가늘
때 변을 정상화하는 효
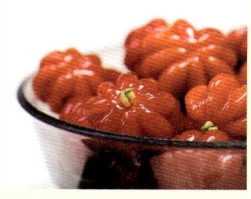
능이 뛰어나다. 오미자 8g을 물 500cc와 함께 끓여서
하루 차처럼 마신다. 혈압 조절 작용, 동맥 경화를 막
는 작용도 좋다.

매실 매실의 구연산은
강한 해독 작용과 함께
간 기능을 활발하게 해
준다. 매실액 3~4 작
은술에 생수를 부어서
공복에 1~2잔 정도 마시면 좋다.
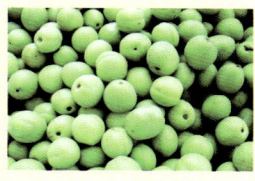

냉이 냉이에 있는 콜린
성분은 간에 지방이 축
적되는 것을 방지하는
역할을 한다. 냉이는
포도산 및 사과산 등의
유기산과 아르기닌, 아
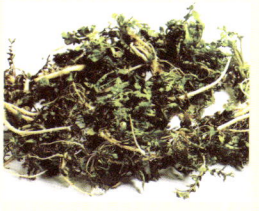
스파라긴산, 메티오닌 등의 아미노산, 플라보노이드,
사포닌 등이 풍부하다.

구기자 구기자의 성분 중 베타인은 콜린 대사 산물의
일종이다. 총 콜레스테롤을 줄이고, 간세포 내 지방
침착을 억제하며 지방간을 치료 및 예방하는 효과가
있다.

갈근 (칡) 특히 음주로 손상
된 간 기능과 지방간 회복에
효과적이다. 잎과 꽃의 로비
닌이 이뇨 작용을 통해 핏
속의 질소량을 낮추어 준다.
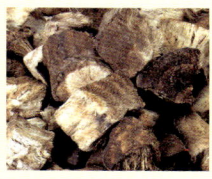
또한 총 플라보노이드라는 성분이 함유되어 있어 혈
압을 낮추고 뇌혈관 및 관상 동맥 질환에도 매우 좋다.

당근 비타민과 미네랄이 풍부하고 또한 베타카로틴
을 많이 함유하여 지방간을 예방한다. 당뇨병성 지방
간일 때는 인슐린의 원료가 되는 아연을 함유하고 있
는 강낭콩 50g과 함께 복용하면 더욱 좋다.

녹즙 녹즙은 지방간에 의한 비타민 대사 저하 현상을
개선시키며, 함유된 베타카로틴은 지방간의 악화에
크게 도움이 된다.

장을 위한 디톡스   변비를 위한 디톡스 식품

프룬(서양 자두) 이사틴과
소비톨이 풍부하고 변을 묽
게 해주며, 다른 과일에 비
해 3~6배 정도 많다.
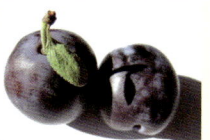

호두 흡수가 잘되는 양질의 식물성 지방이 60%나 함
유되어 있다. 장을 매끄럽게 해주는 작용이 뛰어나다.
단백질의 함량도 뛰어나 다이어트에 부족한 단백질
을 보충하는 데 크게 도움이 된다.

고구마 고구마에는 물에 녹지 않는 식물 섬유인 셀룰
로오스가 많아 변의 양을 증가시키는 데 큰 역할을 한

다. 단, 셀룰로오스나 세라핀은 껍질 부위에 많으므로 껍질째 먹는 것이 좋다.

사과 생사과는 변비에 매우 좋다. 익혀서 애플파이 등 요리 형태로 먹을 경우 변비를 도리어 악화시킨다.

다시마 다시마를 물 한 컵에 하룻밤 담가 두었다가 아침에 먹으면 변비에 매우 좋다. 알긴산이 있어 음식물이 장내에 머무르는 시간을 줄여 준다.

샐러리 채소로는 드물게 비타민 B1과 B2의 함량이 다른 채소에 비해 10배 이상 많으며, 조혈 작용을 하는 철분이 많다. 얼굴이 잘 붉어질 때

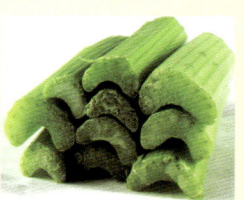

나 혈액이 응어리지는 것을 막아 주어 동맥 경화를 예방하고 혈압을 내려 주며 피를 맑게 해준다. 단, 몸이 찬 사람은 설사를 할 수 있다.

장을 위한 디톡스   설사를 위한 디톡스 식품

매실차 매실차에는 강한 살균 해독 작용이 있어 식중독을 예방, 치료하고 정장 작용이 좋아 설사 변비 모두에 좋다. 매실액에 뜨거운 물을 부어 우려낸 다음 마시는 게 좋다.

마늘 마늘의 유효 성분인 스코르디닌은 혈압과 혈중 콜레스테롤량을 낮추며 동맥 경화와 지방간을 예방한다. 또한, 만성 대장염으로 인한 설사의 경우 구운 마늘이 좋다. 마늘을 껍질째 구워 3쪽씩 하루 3번 먹으면 좋다. 피톤치드 같은 식물성 살균 성분이나 알리신은 대장염을 일으키는 병원성 대장균을 비롯한 다양한 병원균들을 살균하기 때문이다.

부추 부추는 휘발성 정유 알리티아민, 비타민 C와 B군이 풍부하며, 또한 살균 작용이 뛰어나 여름철 장염에 특히 좋다. 몸을 따뜻하게 하고 설사로 체력이 떨어졌을 때 몸을 활성화시키는 효과가 있다.

도토리 다량의 타닌 성분이 있어 설사를 멈추게 하는 효과가 좋다. 하루 20g씩 세 번 더운 물에 타서 마시면 좋다.

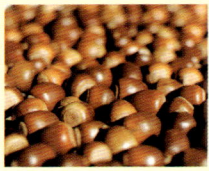

장을 위한 디톡스   과민성 대장 증후군

고구마 장의 활동을 촉진하여 설사를 고칠 수도, 변비를 고칠 수도 있다. 이른바 설사 변비가 번갈아 교대로 나타나는 과민성 대장 증후군에 좋다.

무청 무청 역시 장의 활동을 정상적으로 도와주기 때문에 과민성 대장 증후군에 좋다. 한 개 정도의 무청을 하루 한 번, 5일 정도 먹으면 치료에 크게 도움이 된다.

찹쌀 소화는 잘되는데 몸과 배가 차서 자주 배탈이 나거나 설사를 할 때 크게 도움이 된다. 찹쌀 1큰술에 말린 생강 3g을 넣어 물을 부은 후 중탕해서 푹 익혀 조금씩 먹는다.

검정콩 검정콩은 비타민 E가 많고, 소화와 혈액 순환을 돕는다. 또한 몸속에 해로운 물질을 해독하는 작용이 뛰어나기 때문에 예로부터 여성의 어혈이나 변비를 해소하는 데 많이 사용되어져 왔다. 검정콩 삶은 물을 한 컵 마시면 크게 도움이 된다.

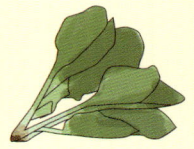

장을 위한 디톡스
독소로 방귀가 잦거나 냄새가 독할 경우

유산균음료 비피더스균이 들어 있는 요구르트를 하루 한 번 마시면 좋다.

파 파의 밑동인 하얀 총백 부위의 아리아 성분이 소화액 분비를 촉진시켜 식욕을 높이고 피로를 없애는 효과가 있다. 먹을 때는 파의 밑동을 달여 먹는다. 배를 따뜻하게 하여 가스 배출에 크게 도움이 된다.

자궁(혈액 순환)에
도움이 되는 디톡스 식품

쑥 자궁 기능을 강화하고 산후 노폐물 배출에 도움이 된다. 약쑥을 당귀 가루와 1:1로 섞어서 콩알 크기만한 알약으로 만들어 하루 3번 밥먹기 전에 10알씩 먹으면 크게 도움이 된다.

부추 부추는 냉증이 심할 때 혈액 순환을 좋게 하며, 유화알릴 성분으로 자율신경을 자극하여 몸을 따뜻하게 된다. 부추를 물에 씻어 적당한 길이로 썰어 대합조개의 살과 함께 냄비에 넣고 끓여서 먹어도 좋다. 또는 깨끗이 손질한 부추 뿌리와 대추를 물 400㎖에 넣고 물이 절반으로 줄 때까지 달여 하루 3회에 나누어 식후에 먹어도 좋다.

파 유화알릴 성분이 역시 많아 혈액 순환에 크게 도움이 되며, 산후풍으로 냉증이 심할 때는 파 끓인 물로 목욕하거나 파를 많이 먹는 게 좋다.

혈액 순환 디톡스 식품

음양곽 비타민 E가 풍부하여 말초 혈관을 확장해서 혈액 순환을 윤활하게 해주며, 뇌하수체나 난소에 작용하여 호르몬 분비를 조절하여 자율 신경을 균형 있게 해줍니다. 그리고 과산화지질을 제거해 줍니다. 과산화 지질은 말초 혈관을 탁하게 하고 혈관을 경화시키는 물질입니다. 1일 20g씩 차처럼 마십니다. 단, 음양곽은 10분 이상 끓이면 유효 성분이 파괴됩니다.

익모초 익모초는 혈액 순환을 촉진하며 자궁의 진폭, 수축력, 긴장도 등 자궁에 직접 흥분 작용을 하는 약재로 알려져 있다. 월경 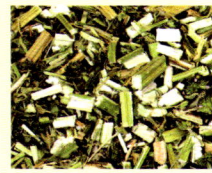 을 정상적으로 조절하며, 생리통을 없애고, 임신이 잘되게 하며, 냉증을 말끔히 개선하는 약재이다. 그러나 익모초는 레오누린이란 물질이 있어 매우 쓴 것이 단점이다.

아토피 피부염에 도움이 되는
디톡스 식품

연근 연근의 비타민 C가 부신 피질 호르몬의 작용을 도와 감염을 억제하는 작용과 항히스타민 작용을 해 아토피 치료와 독소를 빼는 데 도움이 된다.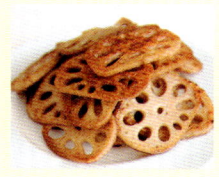

알로에 알로에는 살균 작용이 좋고, 독소를 제거하고 스테론 성분과 사포닌이 상처를 회복하는 효과가 매우 좋다. 단, 알로에는 내장 점 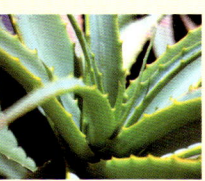 막을 자극하는 효과가 매우 크므로, 설사가 잦은 어린이, 생리 중이거나 소화성 궤양 환자 등은 복용을 피하는 게 좋다.

심장 디톡스

양파 양파에는 시스틴 유도체가 풍부한데, 혈관의 내벽이나 혈액의 혈전을 용해시키고 혈액 순환을 원활하게 해준다.

토마토 고지혈증과 심장 혈관에 매우 효과적이다. 토마토는 열을 가하면 리펜더 성분 흡수율이 2~3배 증가하게 된다. 토마토는 익혀 먹는 게 좋다.

녹차 녹차의 타닌 성분은 혈중 콜레스테롤 수치를 떨어뜨려 동맥 경화를 막아주므로 수시로 마시면 좋다.

오리고기 오리고기의 지방산은 불포화 지방산 함량이 다른 고기에 비해서 월등히 높다. 불포화 지방산중 리놀산과 아라키돈산은 콜레스테롤을 낮춰주는역할을 하므로 다이어트 중 육류로 섭취 제한을 해결하면서도 혈관에 크게 도움이 된다.

폐 디톡스

녹차 녹찻잎은 니코틴을 해독하기 때문에 스트레스가 심하고 흡연을 즐기는 직장인들에게 좋다. 특히 카데킨 성분은 혈전과 혈액이 끈적거리는 것을 막는 역할을 한다.

파래 니코틴을 해독하고 중화하며, 비타민 A가 흡연으로 손상된 폐 점막을 재생하고 보호해 준다.

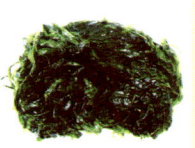

당뇨병(췌장)에 도움이 되는 디톡스

콩 당뇨병에 걸리면 간의 글리코겐이 혈액으로 용출되어 버려서 극심한 피로를 느끼게 된다. 글리코겐을보충해 주어야 하는데 콩에는 글리코겐의 합성 원료가 되는 아스파라긴산과 티로신 등이 풍부하다.

식초 식초는 아미노산과 유기산이 풍부해서 당뇨에식초만 마셔도 효과가 좋다. 찻잔에 생수를 넣고 식초를 3큰술 정도 넣어 마시면 매우 좋다.

양파
설파이드류의 성분을 함유하고 있어 인슐린 분비를촉진하므로 매우 좋다. 다만 익히거나 볶으면 효과가없어서 날것으로 먹어야 한다.

두릅 두릅은 혈당 강화 효과가 좋다. 약재명은 총목이다. 1일 20g을 물 2컵에끓여 콩과 함께 하루 동안여러 차례 나누어 마시면좋다.

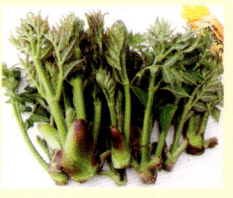

(참고 : 김진혁, 임은정, 《냉장고 끌어안고 20kg 빼는 나만 알고 싶은 다이어트 비밀》, 문화구창작동, 2011.)

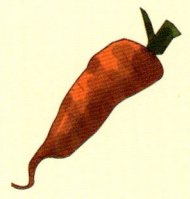

요요 현상은 내 운명!
덴마크 다이어트의 진실

덴마크 다이어트 맛보기!

한국뿐만 아니라 일본에서도 큰 인기를 누리고 있는 걸그룹 카라 멤버 니콜의 다이어트가 화제다. 그녀의 S라인에 숨겨진 비법은 바로 덴마크 다이어트! 여성들 사이에서 인기가 많은 이 다이어트는 2주 동안 식단만 제대로 실천하면 살이 쏙쏙 빠지는 놀라운 효과가 있다. 그러나 빠른 감량 뒤에는 살을 빼자마자 엄습하는 요요 현상이라는 치명적인 단점이 있다. 과연 덴마크 다이어트는 천사의 밥상인가, 악마의 밥상인가?

2주 만에 12kg 감량 성공! 덴마크 다이어트 효과

여성이면 누구나 원하는 황금 몸매를 쉽고 빠르게 만들 수 있는 다이어트 방법이 있다면 한번쯤은 도전해 보고 싶을 것이다. 단기간에 빠른 체중 감량은 물론, 까다로운 조리 과정도 없기 때문에 손쉽게 누구나 할 수 있다는 점이 덴마크 다이어트가 대중화되는 데 도움을 주었을 것이다. 단 2주만 투자하면 7kg에서 10kg까지 감량이 가능하다고 하니, 이 다이어트에 도전하지 않을 이유가 없었을 것이다. 덴마크 다이어트는 고단백질, 저염, 저탄수화물, 저칼로리 식단으로 구성된다. 단백질을 제외

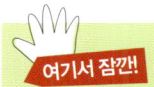
덴마크 다이어트의 유래는 틀렸다!

많은 사람들이 덴마크 다이어트가 덴마크의 한 국립병원 다이어트 식단에서 유래됐다고 알고 있다. 하지만 덴마크 코펜하겐 대학 교수이자 비만과 식이 요법에 저명한 아르네 아스트럽(Arne Astrup)교수의 말에 의하면 이는 전혀 사실이 아니라고 한다. 어디서부터 소문이 시작되었는지 알 수는 없지만 이미 많은 사람들이 따라 하고 있는 것 같다.

하면 모두 섭취를 제한하고 있기 때문에 살이 빠질 수밖에 없는 조건을 갖고 있는 다이어트이다.

덴마크 다이어트 따라 하기!

실제로 2010년 9월 30일 SBS 출발모닝와이드 〈밥상보감〉 '덴마크 다이어트' 1탄에 출연했던 김인혜 주부도 쉽고 빠르게 체중을 감량할 수 있다는 점 때문에 2주일간 다이어트에 도전해 12kg 감량이라는 놀라운 성과를 이루어 냈다.

인터넷상에서 쉽게 구할 수 있는 덴마크 다이어트 식단이 어떻게 구성되고, 어떤 다이어트 효과가 있는지 알아보자.

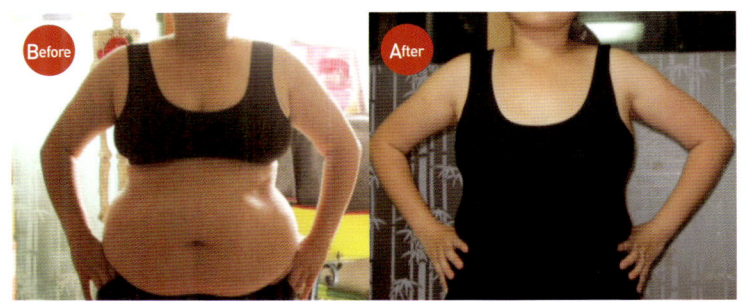

다이어트 전 70kg   다이어트 후 58kg

덴마크 다이어트 식단

1일차 (8일차)
- **아침** 삶은 달걀 3개 + 자몽 1개 + 토스트 1장 + 블랙커피
- **점심** 삶은 달걀 3개 + 토스트 1장 + 블랙커피
- **저녁** 삶은 달걀 3개 + 채소 샐러드(파프리카, 토마토, 오이)

2일차 (9일차)
- **아침** 삶은 달걀 1개 + 자몽 1개 + 블랙커피
- **점심** 삶은 달걀 2개 + 자몽 1개 + 토스트 1장 + 블랙커피
- **저녁** 소고기 스테이크 + 채소 샐러드(양상추, 토마토, 샐러리) + 블랙커피

3일차 (10일차)
- **아침** 삶은 달걀 1개 + 자몽 1개 + 블랙커피
- **점심** 채소 샐러드(파프리카, 토마토, 오이) + 자몽 1개 + 토스트 1장
- **저녁** 삶은 달걀 2개 + 닭고기 채소 샐러드(양상추, 토마토, 샐러리) + 블랙커피

4일차 (11일차)
- **아침** 삶은 달걀 1개 + 자몽 1개 + 블랙커피
- **점심** 채소 샐러드(파프리카, 토마토, 오이) + 자몽 1개 + 토스트 1장 + 블랙커피
- **저녁** 삶은 달걀 3개 + 치즈 + 시금치 + 블랙커피

5일차 (12일차)
- **아침** 삶은 달걀 1개 + 자몽 1개 + 토스트 1장 + 블랙커피
- **점심** 삶은 달걀 3개 + 시금치 + 토스트 1장 + 블랙커피
- **저녁** 소고기 스테이크 + 채소 샐러드(토마토, 샐러리) + 블랙커피

6일차 (13일차)
- **아침** 삶은 달걀 2개 + 자몽 1개 + 토스트 1장 + 블랙커피
- **점심** 과일 샐러드
- **저녁** 소고기 스테이크 + 채소 샐러드(토마토, 샐러리) + 블랙커피

7일차 (14일차)
- **아침** 삶은 달걀 1개 + 자몽 1개 + 블랙커피
- **점심** 닭고기 + 채소 샐러드(토마토, 샐러리) + 자몽 1개 + 블랙커피
- **저녁** 채소수프 + 닭고기구이 + 양배추 + 채소 샐러드(토마토, 샐러리) + 자몽 1개 + 블랙커피

고단백질, 저염, 저탄수화물, 저칼로리 덴마크 다이어트

앞서 언급한 것처럼 덴마크 다이어트는 고단백질, 저염, 저탄수화물, 저칼로리 식단이다. 주로 삶은 달걀에서 단백질을 얻어서 다이어트로 인

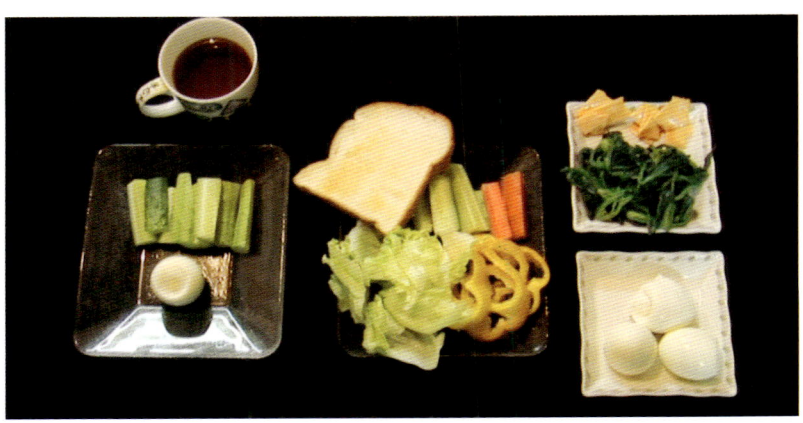

한 근육 손실을 최소화하고자 했다. 달걀흰자는 많은 다이어트 식단에서 양질의 단백질원으로 잘 알려져 있지만, 달걀노른자는 콜레스테롤이 많아 피해야 할 식품으로 알려졌다. 그러나 덴마크 다이어트에서는 달걀노른자도 함께 섭취한다. 이 부분에서 고개를 갸웃거리는 분들이 있을 것이라고 생각한다.

사실 국제적인 비만 전문 학술지에 의하면 콜레스테롤 수치가 높은 것으로 알려진 달걀노른자를 섭취해도 실제 콜레스테롤 수치에 미치는 영향은 아주 미미한 것으로 나타났다. 심지어 탄수화물 대신 달걀로 아침 식사를 한 사람들이 65%나 더 빨리 체중 조절어 성공했다고 발표했다. 또한 노른자 속에는 콜레스테롤의 흡수를 막는 러시틴과 두뇌 활동을 돕고 치매를 예방하는 콜린 성분, 비타민 A, 비타민 D, 비타민 E, 인, 칼슘까지 들어 있다. 그러므로 달걀노른자에 대한 오해는 지금부터 접어 두는 것이 좋겠다. 단, 달걀노른자 섭취를 하루에 1~2개로 제한해 과다한 지방 섭취를 피하는 것이 좋겠다.

덴마크 다이어트의 또 다른 특징은 이뇨 작용을 하는 블랙커피와 지방 분해 효과가 있는 자몽 섭취를 기본으로 한다는 것이다. 이때 자몽 대신에 오이나 바나나, 토마토, 오렌지를 섭취할 수 있다.

POINT!

덴마크 다이어트 원칙

1 모든 요리에 소금을 넣지 않는다

염분은 입맛을 자극해서 과식을 유발한다. 과하게 섭취했을 경우 혈액내 삼투압을 유지하기 위해 수분 섭취가 증가하게 되고 부종이 잘 생긴다. 이는 결국 비만의 원인이 된다. 따라서 달걀을 삶을 때나 스테이크, 생선 등을 구울 때도 절대 소금을 넣지 않는다.

2 커피는 블랙으로 마신다

반드시 설탕과 크림을 타지 않은 블랙커피를 마셔야 한다. 블랙커피는 0칼로리이기 때문에 부담 없이 마실 수 있고, 이뇨 작용을 하기 때문에 다이어트에 도움이 된다. 하지만 너무 진하거나 과하게 마시면 위에 부담을 주거나 불면증이 올 수 있으니 주의해야 한다.

3 기름기 없이 굽거나 찌거나 삶는 조리법을 활용한다

흰살 생선이나 소고기, 닭가슴살을 조리할 때는 소금은 물론 기름도 첨가하지 않은 채 프라이팬이나 오븐에서 굽거나 찌거나 삶는 것이 좋다. 토스트나 기타 빵도 잼이나 버터 등을 바르지 않고 그냥 먹어야 한다.

4 운동도 반드시 병행한다

식이 요법과 함께 운동을 병행해서 예쁜 몸매선을 만들고, 근육량을 증가시켜 기초대사량을 키우면 요요 현상을 방지할 수 있다. 집 주변을 빠르게 걷거나, 계단을 오르는 생활 속 운동을 활용한다.

5 샐러드는 레몬즙이나 식초만으로 간한다

기름으로 된 샐러드 드레싱의 섭취는 절대 금물이다. 생채소 자체만 섭취하는 것이 좋으나, 먹기 힘들 경우 레몬즙이나 식초를 뿌려 맛을 낸다.

덴마크 다이어트가 살이 빠질 수밖에 없는 이유

덴마크 다이어트는 왜 살이 빨리 빠지는 걸까? 그 까닭은 탄수화물을 제한하기 때문이다. 탄수화물을 섭취하지 못하니, 에너지원을 당질에서 얻지 못하게 되고, 결국 지방을 통해 에너지를 합성하게 되어 지방의 분해가 빠르게 일어난다. 그리고 섭취한 당질이 없어서 당이 지방으로 전환되는 것이 줄어들게 된다. 거기에 자몽까지 발 벗고 나서서 지방 분해 효과를 거들고 있으니 체중 감량이 빠르게 이루어진다. 또한 이뇨 작용을 하는 블랙커피를 매 끼니마다 섭취하다보니 노폐물과 수분이 함께 빠져 다이어트 효과가 눈에 띄게 보일 것이다. 이 외에도 염분, 지방, 탄수화물, 칼로리 등 과하게 섭취했을 경우 비만의 원인이 될 수 있는 모든 요소를 배제했다. 그러나 단기간에 체중 감량이 빠르게 일어나는 만큼 요요 현상에서 자유로울 수는 없을 것이다. 그래서 1~2주간의 덴마크 다이어트가 끝나면 2~4주간 보식 기간을 두어 요요 현상을 방지한다고 한다.

덴마크 다이어트 보식 식단

일요일
- 아침 햄 치즈 샌드위치 + 토마토 + 두유
- 점심 현미밥 + 장조림 + 배추 된장국 + 오이 + 고추
- 저녁 현미밥 + 미역국 + 채소 닭가슴살볶음 + 등치미

월요일
- 아침 고구마 + 키위 + 두유
- 점심 현미밥 + 김 + 소고기 뭇국 + 달걀말이
- 저녁 현미밥 + 카레 + 백김치

화요일	아침	현미 채소 주먹밥 + 토마토 + 커피
	점심	현미밥 + 무채 황태국 + 비엔나 소세지 + 우엉조림
	저녁	현미죽 + 장조림 + 동치미

수요일	아침	바나나 + 토마토 + 우유
	점심	현미밥 + 소고기 미역국 + 채소 닭가슴살볶음 + 오이 + 고추
	저녁	현미밥 + 배추 된장국 + 버섯볶음 + 백김치

목요일	아침	감자 + 단호박 샐러드 + 사과 + 두유
	점심	현미밥 + 무채 황태국 + 두부 + 멸치볶음
	저녁	달걀 채소 샌드위치 + 키위 + 우유

금요일	아침	바나나 + 토마토 + 우유
	점심	현미밥 + 배추 된장국 + 버섯볶음 + 동치미
	저녁	현미밥 + 카레 + 동치미

토요일	아침	현미 채소 주먹밥 + 키위 + 커피
	점심	현미밥 + 김 + 소고기 미역국 + 비엔나 소세지
	저녁	현미밥 + 소고기 뭇국 + 채소 오믈렛 + 백김치

덴마크 다이어트, 요요 현상에서 자유로울까?

덴마크 다이어트는 요요 현상을 방지하기 위해 보식 기간을 갖는다고 한다. 이 기간 동안 탄수화물에 서서히 적응을 한다는 것이다. 또한 사람들은 덴마크 다이어트를 하게 되면 몸에서 화학 작용이 일어나 적은 양의 탄수화물만 받아들이는 체질로 바뀐다고 알고 있다. 그러나 전문의에 따르면 식이 요법만으로 우리 몸의 체질을 바꿀 수는 없다고 한다. 애초에 잘못된 다이어트 식단으로 무리하게 살을 뺐으니 요요 현상은 피할 수 없어 보인다.

실제로 걸그룹 카라 멤버인 강지영은 한 방송 프로그램에 출연해서 덴마크 다이어트의 부작용에 대해 토로한 적이 있다. 덴마크 다이어트로 단기간에 살은 뺐지만 곧바로 요요 현상이 와서 다른 방법으로 체중 감량을 다시 해야 했다는 것이다. 그렇다면 요요 현상은 왜 오는 것일까?

덴마크 다이어트의 4일차 식단을 살펴보면 하루 섭취 열량이 약 878kcal 밖에 되지 않는 것을 알 수 있다. 우리나라 성인의 하루 섭취 권장량은 남자의 경우 2500kcal, 여자의 경우 2000kcal이며 활동량에 따라 달라진다. 평소 규칙적으로 가볍게 운동을 하거나 신체 활동량이 어느 정도 있다면 남자는 2000~2200kcal, 여자는 1600~1800kcal를 섭취하고, 신체 활동량이 많지 않다면 남자는 1800~2000kcal, 여자는 1400~1600kcal가 적당하다. 그러나 덴마크 다이어트는 이 기준에 턱없이 모자라다. 하루 섭취 열량이 1200kcal 이하면 우리 몸은 지방 축적률을 현저하게 올리게 된다. **즉 덴마크 다이어트가 끝나고 보식 기간에 탄수화물 섭취를 늘리게 되면 에너지원으로 소비하지 않고 지방으로 저장해 놓는 체질로 변한다는 것이다.** 그렇기 때문에 덴마크 다이어트에 요요 현상을 필연적인 것이다. 그렇다면 요요 현상을 피할 수 있는 방법은 없는 것일까?

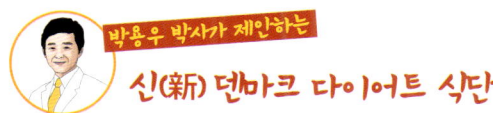

박용우 박사가 제안하는 신(新) 덴마크 다이어트 식단

2010년 10월 7일 SBS 출발모닝와이드 〈밥상보감〉에서는 비만 전문의 박용우 박사의 감수 아래, 요요 현상 없는 신(新) 덴마크 다이어트 식단을 공개했다. 이 개선 식단으로 일주일 동안 다이어트에 도전한 손유정 주부는 3kg를 감량했다. 기존 덴마크 다이어트보다 체중 감량 속도는 느릴지 몰라도 요요 현상에서 좀 더 자유로울 수 있다는 것이 특징이다.

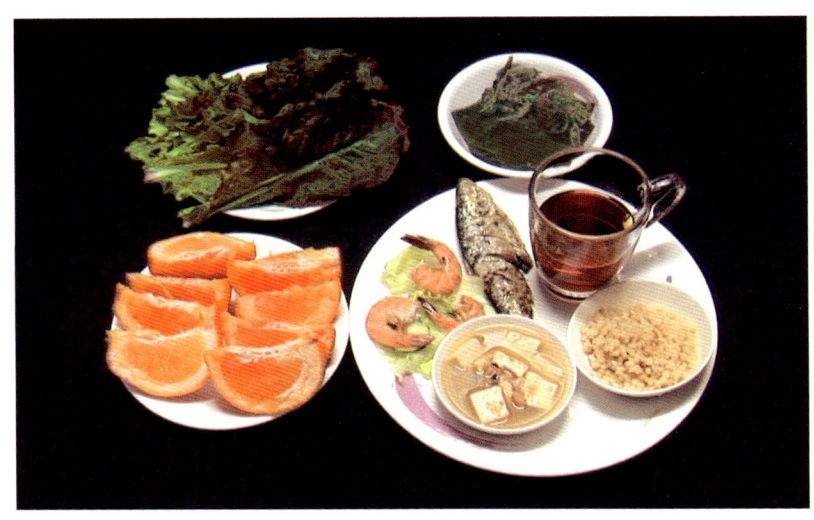

신(新) 덴마크 다이어트 식단 (개선된 부분 진하게 표시)

1일차 (8일차)
- **아침**: 새우 샐러드(양상추 포함) + 자몽 1개 + 토스트 1장 + 블랙커피
- **점심**: 두부 무염 청국장 반 그릇 + 현미밥 반 공기 + 블랙커피
- **저녁**: 삶은 달걀 2개 + 삶은 달걀흰자 1개 + 채소 샐러드(파프리카, 토마토, 오이)

2일차 (9일차)
- **아침**: 삶은 달걀 1개 + 자몽 1개 + 블랙커피
- **점심**: 데친 두부 + 오이 1개 + 현미밥 반 공기 + 블랙커피
- **저녁**: 소고기 스테이크 + 채소 샐러드(양상추, 토마토, 샐러리)

3일차 (10일차)
- **아침**: 해초 샐러드 + 오렌지 1개 + 블랙커피
- **점심**: 상추쌈 + 데친 다시마(고추장 약간) + 오이 1개 + 현미밥 반 공기
- **저녁**: 삶은 달걀 2개 + 닭고기 채소 샐러드(양상추, 토마토, 샐러리)

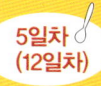

4일차 (11일차)	아침	삶은 달걀 1개 + 토마토 1개 + 블랙커피
	점심	**오징어 샐러드(고추장 약간)** + 자몽 1개 + **현미밥 반 공기** + 블랙커피
	저녁	**삶은 달걀 1개 + 삶은 달걀흰자 2개** + 치즈 + 시금치

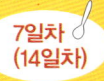

5일차 (12일차)	아침	데친 두부 + 자몽 1개 + 토스트 1장 + 블랙커피
	점심	**난백 채소 달걀찜(달걀 흰자만 사용)** + 시금치 + **현미밥 반 공기** + 블랙커피
	저녁	소고기 스테이크 + 채소 샐러드(토마토, 샐러리)

6일차 (13일차)	아침	**전어구이 2마리** + 자몽 1개 + **현미밥 반 공기** + 블랙커피
	점심	과일 샐러드
	저녁	소고기 스테이크 + 채소 샐러드(토마토, 샐러리)

7일차 (14일차)	아침	삶은 달걀 1개 + 자몽 1개 + 블랙커피
	점심	**대구찜(또는 조기찜)** + 채소 샐러드(토마토, 샐러리) + **오이 1개** + 블랙커피
	저녁	채소수프 + 닭고기구이 + 양배추 + 채소 샐러드(토마토, 샐러리) + 자몽 1개

식단 코멘트

덴마크 다이어트는 같은 재료를 반복해서 섭취하고 별다른 조리 과정 없이 쉽게 따라할 수 있다는 것이 장점인 반면에 질리기 쉬워 식단을 계속 이어 나가기가 쉽지 않다.

실제로 단백질의 주공급원이 달걀에 집중되어 있어 과다한 지방 섭취의 우려가 있기 때문에 개선 식단에서는 달걀노른자의 섭취를 하루에 1~2개로 제한하였다. 대신 다른 단백질 식품인 흰살 생선이나 해산물, 해조류, 두부, 콩류를 섭취하였다.

대체된 식품들의 효능을 살펴보자면 전어는 타우린 성분을 함유하고 있어 콜레스테롤과 체지방 분해에 효과적이고 칼슘이 풍부해 골다공증을 예방할 수 있다. 새우 역시 칼슘이 풍부해 골다공증 예방에 좋고, 함유된 키토산 성분은 혈당을 조절해 주어 당뇨병 예방에도 효과적이다. 무염 청국장은 바실러스균을 함유해 장을 깨끗하게 하고 단백질의 소화 흡수율을 높인다. 탄수화물은 토스트 몇 조각만을 먹음으로써 섭취를 제한했었는데 현미밥으로 대체하고 양도 늘렸다. 대체된 현미에는 감마오리자놀이라는 성분이 들어 있어서 지방 감소와 근육 강화에 도움이 된다. 덴마크 다이어트의 트레이드 마크라고 할 수 있는 블랙커피는 많이 마시면 불면증을 일으킬 수 있기 때문에 저녁 식사에서는 제외시켰다.

Diet Winner의 한마디

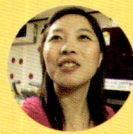

손유정 일주일 동안 신(新) 덴마크 다이어트로 3kg 감량

"살을 빼려고 여러 가지 다이어트를 총 동원했지만, 살을 빼고 나면 어김없이 요요가 찾아왔어요. 그러기를 여러 차례 반복하다 보니까 이제 다이어트를 하기가 두렵더라고요. 그런데 이번에 개선된 덴마크 다이어트로 체중 감량을 하면서 적게 먹는 것보다 잘 챙겨 먹는 것이 더 중요하다는 것을 배웠어요. 이제 3kg 뺐으니 건강하게 7kg 더 빼 볼 거예요."

탄수화물로 탄수화물을 잡는다!
탄수화물 다이어트

탄수화물 다이어트 맛보기!

다이어트를 하려거든 탄수화물을 멀리하라는 상식을 뒤집는 다이어트가 있다. 저항성 전분이 풍부한 탄수화물을 먹는 탄수화물 다이어트이다. 정제되지 않은 곡물인 현미, 흑미, 콩, 바나나, 브로콜리 등에 함유된 저항성 전분을 섭취하면 지방이 20~25%나 더 연소된다. 이 탄수화물 다이어트로 김형욱 씨는 2주 만에 무려 11kg 감량에 성공했다. 다이어트의 주적이라고 알려졌던 탄수화물이 다이어트 묘약으로 활약하는 탄수화물 다이어트에 대해 알아보자.

나는 탄수화물 중독일까?

현대인들의 건강을 위협하는 요소 중 으뜸은 비만이다. 비만은 만병의 근원이요, 뿌리 뽑아야 할 악의 축이 된 지 이미 오래이다. 탄수화물은 비만의 주범으로 오랫동안 다이어트 식단에서 외면 당해 왔던 비운의 영양소였다. 탄수화물을 많이 섭취하면 살이 찌게 된다는 것이 그 까닭이었다. 실제로 2011년 1월 27일 SBS 출발모닝와이드 〈밥상보감〉에 출연한 다이어트 도전자 김형욱 씨가 122kg의 고도 비만이 되기까지는 탄수화물의 영향이 컸다고 한다. 밥을 일명 머슴밥처럼 수북이 쌓아서 먹는 것도 모자라 두 그릇을 한자리에서 단숨에 비우고, 식사가 끝나자마자 어김없이 빵과 떡을 먹는 습관이 수년간 이어져 왔다는 것이다. 밥을 먹어도 돌아서면 배가 고프다는 김형욱 씨는 탄수화물 중독자였다.

혹시 식사를 끝낸 후에도 뭔가 더 먹고 싶다거나 빵, 떡, 초콜 릿을 끊기 어렵다면 탄수화물 중독을 의심해 봐야 한다. 아래의 설문 내용은 미국의 당대사 전문가인 리처드 헨리 박사가 작성한 〈탄수화물 중독 진단 설문〉 항목이다. 지금부터 자신이 각 항목에 몇 개나 '예'라고 대답하는지 표시하면서 읽어 내려가 보자.

탄수화물 중독 진단 설문

☐ 아침을 잘 먹었어도 점심 식사 시간이 되기 전에 배가 고프십니까?

☐ 빵, 떡, 과자, 떡볶이, 사탕, 초콜릿 등의 음식을 끊기가 어렵습니까?

☐ 식사를 마친 직후에도 여전히 더 드시고 싶으십니까?

☐ 배가 고프지 않을 때에도 음식을 드십니까?

☐ 야식을 하십니까?

☐ 과식을 하고 나면 노곤하고 기운이 없으십니까?

☐ 오후에 이유 없이 피곤하거나 배가 고프십니까?

☐ 배가 불러도 계속 드시는 경우가 있으십니까?

☐ 식사량을 줄였다가 과식하는 과정을 반복하고 계십니까?

'예'라고 답변한 항목이 5개 이상이면 중간 정도의 탄수화물 중독이며, 8개 이상이면 매우 심각한 중독으로 판정된다. 실제로 우리나라 비만 인구 중 탄수화물 중독자가 75%에 달한다고 한다. GI지수(혈당지수)가 높은 음식들은 다른 중독성 약물의 복용과 유사한 중독성을 갖고 있다. 빵, 과자, 초콜릿, 케이크 등 단 음식을 섭취하게 되면 뇌에서 쾌감을 느끼게 하는 신경 전달 물질인 도파민이 분비되고, 처음에는 적은 당으로도 분기되다가 점점 더 많은 당을 요구하게 된다. 그래서 당이 많은 음식을 습관적으로 섭취하게 되고 탄수화물에 중독되는 것이다.

왜 탄수화물은 우리를 살찌게 만드는가?

무엇이든 적당하게 먹으면 약이 되고 과하게 먹으면 독이 된다. 그런 관점에서 탄수화물은 중독성 때문에 필요량보다 과하게 먹는 식습관이 반복되면서 문제가 발생한다.

탄수화물을 섭취하면 먼저 위에서 포도당으로 분해되어 혈액 속에 들어가게 된다. 그러면 췌장에서 인슐린이 분비되어 포도당을 각 세포로 보내 에너지원으로 사용할 수 있게 하고 남은 포도당은 간과 근육에 글리코겐으로 저장된다. 그런데 포도당을 글리코겐으로 저장해 두어도 남을 만큼 탄수화물을 과도하게 섭취한다면 남은 포도당은 지방으로 전환되는데, 이때 주로 복부 내장에 저장되어 복부 비만과 내장 비만의 원인이 된다. 내장 지방이 과다하게 축적되면 인슐린을 분비하는 췌장은 인슐린 분비량이 부족하다고 착각해서 인슐린 분비량을 더 많이 늘게 된다. 그렇게 되면 지방 분해는 더더욱 어려워져 복부 비만이 심해지는 악순환을 겪게 된다. 과다한 탄수화물 섭취가 비만의 원인이 되는 것이다. 그래서 어느 순간 살을 빼려면 탄수화물을 멀리해야 한다는 비공식적인 법칙이 생겨났고, 황제 다이어트, 뒤캉 다이어트, 덴마크 다이어트 등 저탄수화물 다이어트가 줄을 이어 등장하게 되었다.

그렇다면 탄수화물을 먹지 않는 것이 다이어트의 최선일까? 당연히 아니다. 앞서 저탄수화물 식단에서 지적했듯이 탄수화물의 섭취를 극히 제한하면 근육이 손실된다. 게다가 오히려 체내 지방 축적률을 높이게 되어 요요 현상까지 불러 올 수 있다. 특히 밥을 주식으로 하는 우리나라 사람들에게 탄수화물 섭취를 제한하는 것은 실천하기 어려운 식단이기 때문에 도중에 다이어트를 포기하게 만들 소지가 다분하다.

그런데 탄수화물은 살이 찐다는 법칙을 깬 다이어트가 등장해서 충격을 주고 있다. 바로 탄수화물 다이어트이다. 이름 그대로 살을 빼려면 오히려 탄수화물을 먹어야 한다고 주장하는 다이어트 방법이다. 누군가의 궤변이나 반란도 아니며 출처가 불분명한 다이어트법은 더더욱 아니다. 탄수화물을 무작정 먹지 않는 것보다는 탄수화물의 질을 개선하는 것이 훨씬 더 다이어트에 도움이 된다는 측면에서 등장한 것이다.

탄수화물 다이어트, 그 정체는?

탄수화물 다이어트는 미국의 〈헬스 매거진〉에서 발행한 《탄수화물 중독자들의 다이어트(The Carb lovers Diet)》라는 책을 통해 소개되었다. 출간 후 2개월 동안 뉴욕 타임즈 베스트셀러에 오를 정도로 미국 내에서 폭발적인 반응을 이끌어 냈다. 이런 반응은 아마도 현재 미국이 당면한 상황 때문일 것이라 생각된다. 미국 인구 3분의 1이 비만일 정도로 미국은 세계 최고의 비만 국가이다. 게다가 30년 동안 지방의 섭취량이 3% 줄었는데도 불구하고, 탄수화물 섭취량은 5% 증가해, 비만 인구가 두 배로 늘어났다. 그렇기 때문에 자연히 탄수화물에 대해 관심이 높아졌을 것으로 보인다. 그렇다면 탄수화물 다이어트란 무엇일까?

다이어트의 핵심, 저항성 전분은 무엇인가?

　탄수화물 다이어트는 다이어트 성공의 열쇠가 탄수화물 중에서도 '저항성 전분' 속에 있다고 한다. 저항성 전분이란 녹말 속에 식이 섬유가 30~90% 들어 있는 영양소로 포도당으로만 구성된 일반적인 녹말과는 다르다. 녹말은 과도하게 섭취하면 지방으로 축적되어 비만을 일으키지만 저항성 전분은 다이어트는 물론 당뇨병 예방 효과가 뛰어나다. 식이 섬유가 많아 위에서 소화되지 않고 곧바로 장으로 내려와 미생물에 의해 발효된다. 발효된 저항성 전분은 지방 분해 효소인 리파아제를 많이 분비해 지방 분해를 촉진하고 지방 흡수를 막아 준다. 식사할 때 저항성 전분을 다량 함유한 식품을 함께 먹으면 체내 지방 흡수율을 20~25% 줄일 수 있다. 또한 위에서 소장을 거쳐 대장으로 내려오는 속도가 느리기 때문에 조금만 먹어도 포만감이 오래 지속되어 과식이

일반 탄수화물

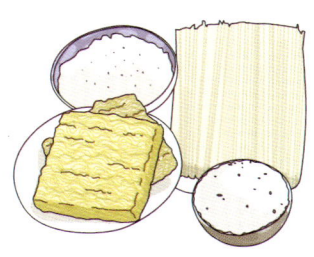

저항성 탄수화물

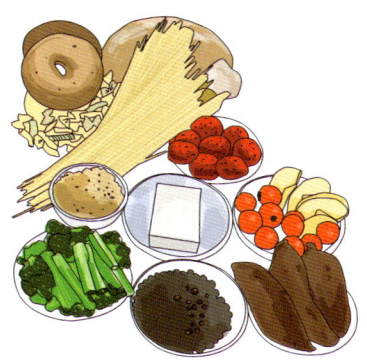

나 폭식을 예방할 수 있다. 주로 정제되지 않은 곡물과 콩, 감자 등에 들어 있으며, 특히 저항성 전분 식품과 함께 저지방 유제품, 과일, 채소 등을 섭취하면 지방 연소 작용을 높일 수 있다.

저항성 전분이 함유된 식품

감자와 고구마 감자와 고구마 모두 저항성 전분을 함유하고 있다. 특히 조리하는 과정에서 저항성 전분이 더욱 많아지므로 다이어트를 위해서 굽거나 쪄서 먹는 것이 좋다.

검은콩, 완두콩 등 콩류 흰콩, 검은콩 구분 없이 대부분의 콩에 함유된 전분 중 35%가 저항성 전분이다. 식품 중 가장 많은 저항성 전분을 함유하고 있는 것이다. 또한 식이 섬유도 풍부해 부피당 칼로리가 낮고 GI지수도 낮다. 또한 장속을 청소하고 배변을 촉진하며 콜레스테롤과 지방을 흡수, 배출하는 역할을 한다.

딸기류와 바나나, 사과 등의 과일류 저항성 전분은 과일에 풍부하다. 딸기, 블루베리, 크렌베리 등 딸기류와 망고, 사과, 바나나, 배 등이 대표적이다. 특히 바나나는 칼로리가 낮으면서 한 개만 먹어도 포만감이 느껴져 과식을 예방하고 비타민 B6가 풍부해서 당뇨병 예방도 좋다. 과일에 많이 들어 있는 식이 섬유질인 펙틴은 포만감을 주어 식사량을 줄일 수 있게 돕는다.

샐러리, 브로콜리, 당근 등 채소류 채소는 다이어트를 할 때 풍부하게 많이 섭취해야 할 식품이지만 특히 저항성 전분 다이어트를 한다면 샐러리, 브로콜리, 당근 등을 섭취하는 것이 좋다. 단, 다른 채소의 경우 마음껏 섭취해도 좋지만 당근의 경우 GI지수가 높기 때문에 적당량 섭취하는 것이 좋다. 채소에는 다량의 칼슘과 칼륨이 함유되어 있어 체내 흡수를 도와주는 비타민 C가 풍부하다. 특히 브로콜리는 베타카로틴 성분이 들어 있어 식욕을 억제해 폭식하는 습관이 있는 사람에게 좋다. 샐러리와 당근 속의 비타민 A는 면역력을 증진시키며 감기 예방에 효과적이다.

연어, 굴, 명태 등 생선류 저항성 전분을 함유하고 있는 연어, 굴, 명태는 닭고기와 붉은 고기 등의 동물성 단백질 식품보다 포화 지방산이 훨씬 적고, 오메가3 지방산이 풍부해 항산화 작용을 돕는다. 생으로 섭취하는 것보다 프라이팬이나 오븐에 구워서 먹으면 저항성 전분이 늘어나 지방을 더 잘 연소시켜 준다.

정제되지 않은 곡물과 통밀빵, 시리얼 등 곡물류 《탄수화물 중독자들의 다이어트(The Carb lovers Diet)》에는 시리얼과 시리얼 스낵 위주의 탄수화물 식단을 섭취하는 그룹과 채소 위주의 식단을 섭취하는 그룹이 2주간 식단 조절을 실시한 결과가 나온다. 탄수화물 식단을 섭취한 그룹의 체중과 체지방, 체질량지수(BMI)의 감소폭이 채소 식단 그룹보다 훨씬 크다는 것이었다. 비타민 B의 일종인 티아민, 비타민 D, 엽산의 흡수율도 훨씬 좋았다. 시리얼 위주의 탄수화물 식단은 칼로리는 낮으나 포만감은 높으며 체내 대사량을 촉진시켜 결과적으로 체중과 체지방 감소에 도움을 준 것이다.

하지만 저항성 전분은 과도하게 섭취하면 철분, 칼슘, 칼륨 등 미네랄의 흡수를 방해할 수 있기 때문에 하루 섭취량은 25g을 넘기지 않도록 한다.

식품별 저항성 전분 함유량

식품 종류	기준량	저항성 전분 함유량
콩	1/2컵 120ml	9.8g
바나나	중간 크기 1개	4.7g
마	1/2컵	4g
감자	중간 크기 1개	3.2g
현미	1/2컵	3g
옥수수	1/2컵	2g
파스타	1컵 240ml	1.9g
통보리	1/2컵	1.6g
오트밀	1컵	0.7g
통곡물빵	2장	0.5g

밥상은 그대로, 탄수화물 종류를 바꾼 다이어트

　실제로 이 저항성 전분을 이용한 식단으로 다이어트에 도전했던 김형욱 씨는 2주 만에 11kg을 감량하는 놀라운 결과를 얻어 내며 2011년 2월 3일 SBS 출발모닝와이드 〈밥상보감〉에 다시 당당하게 출연했다.

　특히 김형욱 씨가 다이어트에 도전한 때는 다이어트의 최대 적인 기름진 음식들로 가득한 설날이었다. 도처에 유혹이 도사리고 있으니 정신적으로나 육체적으로 다이어트를 이어 나가기 힘든 상황이었을 것이다. 하지만 그는 기존에 먹던 식단을 180도로 바꾸거나 밥 양을 반으로 줄이지 않고 밥과 반찬의 종류만 바꿔 다이어트에 성공했다. 이 같은 결과가 나오자 김형욱 씨 본인 스스로도 많이 놀랐다고 한다. 그렇다면 김형욱 씨는 도대체 어떤 밥상을 먹었던 건지, 저항성 전분을 이용한 하루 식단을 살펴보자.

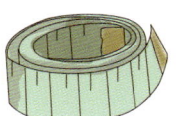

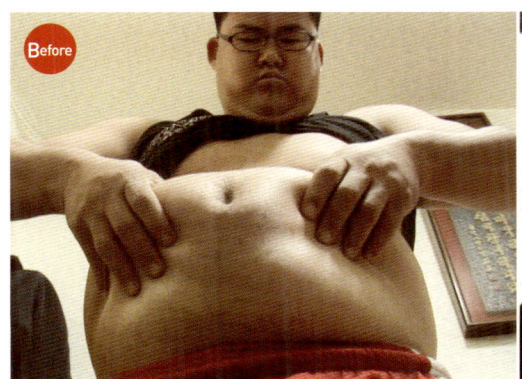

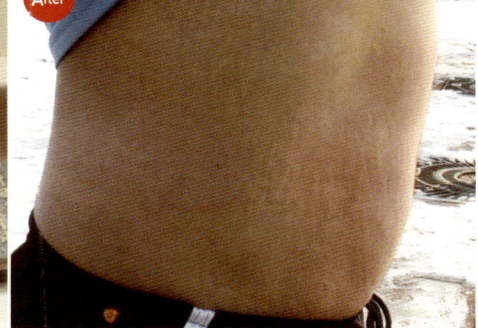

다이어트 전 122kg

다이어트 후 111kg

저항성 전분을 이용한 하루 식단

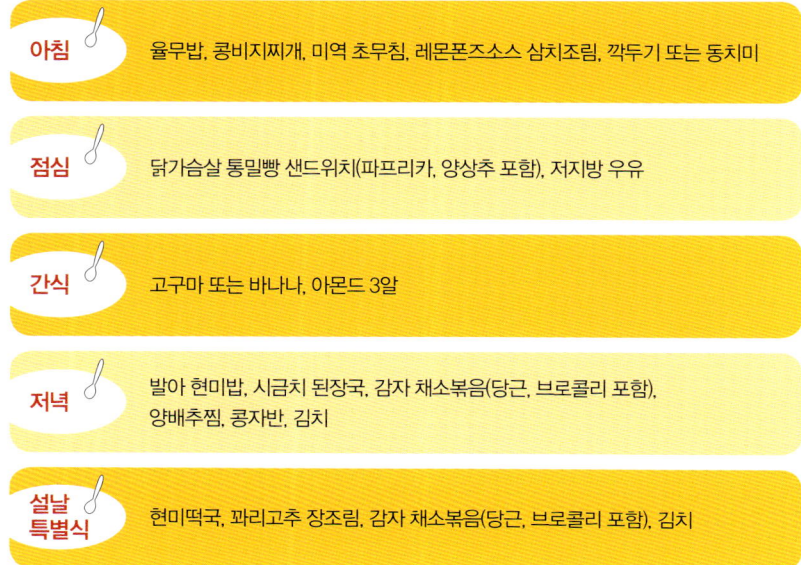

아침 — 율무밥, 콩비지찌개, 미역 초무침, 레몬폰즈소스 삼치조림, 깍두기 또는 동치미

점심 — 닭가슴살 통밀빵 샌드위치(파프리카, 양상추 포함), 저지방 우유

간식 — 고구마 또는 바나나, 아몬드 3알

저녁 — 발아 현미밥, 시금치 된장국, 감자 채소볶음(당근, 브로콜리 포함), 양배추찜, 콩자반, 김치

설날 특별식 — 현미떡국, 꽈리고추 장조림, 감자 채소볶음(당근, 브로콜리 포함), 김치

식단 코멘트

저항성 전분을 함유한 현미와 율무로 흰쌀밥을 대체하고 콩과 감자, 당근, 브로콜리 등을 사용해 반찬을 구성한 식단이다. 우리가 흔히 먹던 한식 밥상과 거의 흡사하다.

먹으면 살이 빠지는 다이어트 레시피

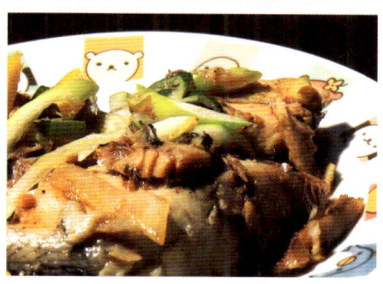

레몬폰즈소스 삼치조림

READY
삼치 1마리, 간장, 식초, 맛술, 레몬즙, 물

RECIPE
1 삼치를 먹기 좋은 크기로 손질해 놓는다.
2 간장 2작은술, 식초 2작은술, 맛술 1작은술, 물 3작은술, 레몬즙을 조금 넣고 섞어서 레몬폰즈소스를 만든다.
3 조림 냄비에 삼치를 넣고 레몬폰즈소스를 넣어 조린다.

닭가슴살 통밀빵 샌드위치

READY
통곡물 식빵 2조각, 닭가슴살 1조각, 토마토 1/2개, 양파, 양상추 1장, 빨간 파프리카 1/2개, 식초, 올리브유, 양파, 청&홍 피망, 양겨자, 레몬, 홀스래디쉬

RECIPE
1 닭가슴살을 안쪽까지 골고루 익히기 위해 칼집을 넣는다.
2 칼집을 넣은 닭가슴살에 소금, 후추, 맛술로 밑간을 한다.
3 토마토, 양파, 파프리카는 링으로 썰고 양상추는 찬물에 담가 두었다가 체에 받쳐서 물기를 뺀다.
4 밑간을 한 닭가슴살을 달군 팬에 중불로 속까지 익힌다.
5 통곡물 식빵은 약간만 구워서 준비한다.
6 샌드위치에 곁들여 먹을 비네그레트 소스를 만든다.
7 식빵에 준비해 놓은 채소와 닭가슴살을 올리고, 비네그레트 소스를 위에 살짝 뿌린다.

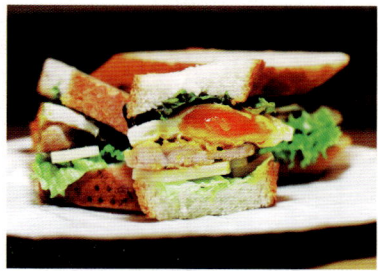

비네그레트 소스
올리브오일 12큰술, 식초 4큰술, 다진 양파 1큰술, 다진 청&홍 피망 1/4큰술, 양겨자 1큰술, 레몬즙 1/4개, 홀스래디쉬를 약간 넣어 섞는다.

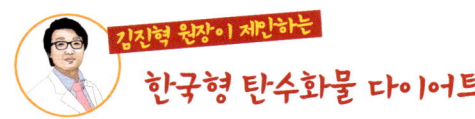

한국형 탄수화물 다이어트

이제 저항성 전분 식단 덕분에 다이어트계의 왕따였던 탄수화물도 잘 먹으면 건강한 다이어트에 도움이 된다는 것을 알았다. 우리 식생활의 65~70%를 차지하는 탄수화물 섭취량을 무턱대고 줄이기보다는 건강한 탄수화물을 찾아서 식단을 구성하는 것이 효과적이고 안전하다는 것을 안 것이다. 단, 탄수화물 다이어트에서 권장하는 3대 영양소의 비율은 탄수화물 55%, 단백질 25% 지방 20%라고 하니, 식단을 구성할 때 염두에 두는 것이 좋겠다. 이제부터 탄수화물 다이어트에 돌입하는 분들을 위해 다이어트 전문 한의사 김진혁 원장이 제안하는 한국형 탄수화물 다이어트 식단을 살펴보자.

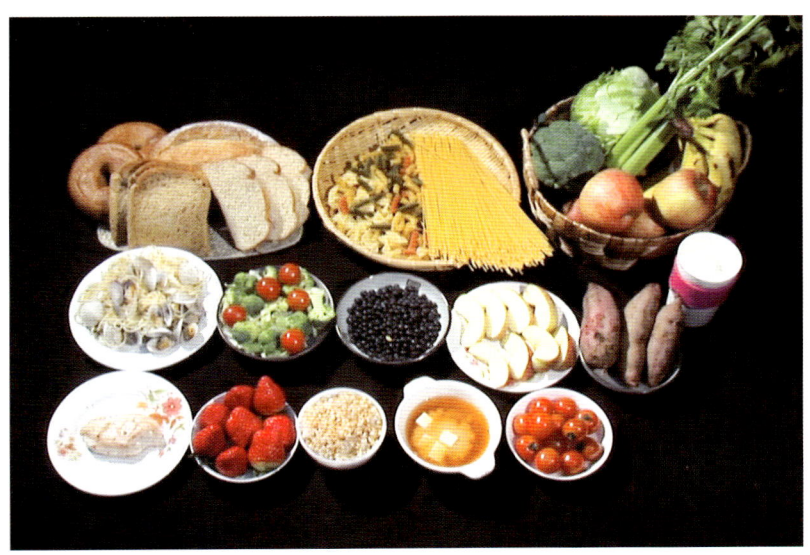

한국형 탄수화물 다이어트 식단

월요일
- **아침** 현미밥 한 공기 + 시금치 된장국 + 무볶음 + 나박김치 + 장조림(소고기 기름 제외)
- **점심** 오징어덮밥 반 공기(현미밥) + 달걀국(가급적 흰자로만) + 바나나 1개
- **저녁** 실곤약국수 + 배추김치

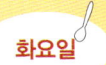

화요일
- **아침** 수수밥 반 공기 + 순두부찌개 + 양배추쌈 + 연근조림 + 삼치구이 + 깍두기
- **점심** 호밀빵 1조각 + 닭가슴살 오븐구이(약간의 후춧가루 포함) + 오이 1/2개 + 토마토 1/2개 + 오렌지 1/2개
- **저녁** 콩밥 반 공기 + 된장 배춧국 + 흰살 생선 채소볶음(기름 소량) + 미역 초무침 + 열무김치

수요일
- **아침** 기장밥 반 공기 + 재첩국 + 가지나물 + 멸치볶음 + 상추 겉절이
- **점심** 김치볶음밥 한 공기(기름 소량) + 미소된장국 + 무말랭이 + 방울토마토
- **저녁** 완두콩밥 반 공기 + 닭가슴살 미역국(저염식) + 마파두부 + 고사리무침 + 오이무침

목요일
- **아침** 보리밥 반 공기 + 시래깃국 + 갈치구이 + 깻잎
- **점심** 봉골레 스파게티 + 채소 샐러드 (간장 소스)
- **저녁** 팥밥 반 공기 + 버섯탕 + 난백 달걀찜 + 마늘종무침 + 나박김치

금요일
- **아침** 날치알 멸치 주먹밥 + 매생이국 + 물김치 + 사과 1/2개(혹은 고구마)
- **점심** 콩나물 현미밥 반 공기 + 아욱국 + 더덕무침 + 버섯볶음 + 총각김치
- **저녁** 회 현미덮밥 반 공기 + 미소된장국 + 해초무침

토요일
- **아침** 보리밥 반 공기 + 청국장찌개 + 다시마쌈 + 고춧잎나물 + 총각김치
- **점심** 고구마 카레라이스(당근 제외) + 배추 된장국 + 동치미 + 저지방 우유
- **저녁** 잡곡밥 반 공기 + 조기탕 + 두부조림 + 두릅나물 + 김치

(참고 : 김진혁, 임은정, 《냉장고 끌어안고 20kg 빼는 나만 알고 싶은 다이어트 비밀》, 문화구창작동, 2011.)

Diet Winner의 한마디

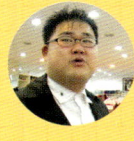

김형욱 2주 동안 11kg 감량

"처음에는 두 공기 먹던 것을 한 공기로 줄이니까 배고프지 않을까 생각했었는데, 생각보다 배가 안 고파서 좋았어요. 그리고 2주에 11kg 빼는 게 쉽지 않은데 밥 세끼 다 챙겨 먹고 간식까지 먹어서 이 정도를 뺀 것이면 정말 대성공인 것 같습니다! 앞으로 감량 목표 25kg을 채울 때까지 열심히 노력하겠습니다."

내 혈액형에 꼭 맞는
혈액형 다이어트

A형, B형, O형, AB형의 혈액 속에 숨겨진 비밀을 파헤치면 다이어트 성공의 길이 보인다. 혈액형마다 비만을 일으키는 음식과 다이어트에 도움이 되는 음식, 심지어는 운동법까지 모두 다르다. B형인 홍서연 주부는 12년이라는 길고 긴 세월 동안 다이어트를 생활화한 덕분에 자신의 혈액형에 딱 맞는 다이어트법을 고안해 냈다. 이 방법으로 지금까지 무려 50kg을 감량하며 6살 난 딸의 엄마라고는 도저히 믿기 어려울 정도로 날씬한 몸매를 자랑하게 되었다. 또한 가장 살이 찌기 쉬운 O형인 이기숙 씨는 28kg 감량에 성공해 탄탄한 몸매를 가질 수 있었다. 그렇다면 혈액형별로 먹어야 하는 식품과 자제해야 하는 식품은 무엇일까? 혈액형에 숨어 있는 다이어트 코드를 찾아보자.

혈액형으로 다이어트를 한다고?

혈액형으로 사람의 성격을 알아보는 것이 한때 유행한 적은 있지만, 이제는 다이어트 방법도 혈액형별로 선택해야 한다고 하니, 잘못된 상식 아니면 또 한 번의 유행 몰이라고 생각할 수 있겠다. 그러나 혈액형 다이어트는 미국 자연 요법 내과의 피터 제이 디아다모 박사가 건강과 질병, 수명, 체력, 정서라는 수수께끼를 풀 열쇠가 혈액형에 있다고 보고 그의 아버지와 2대에 걸쳐 연구한 결과이다.

1957년 부친 제임스 디아다모 박사가 요양소에서 환자를 돌보고 있을 때, 대표적인 요양 식단인 엄격한 채식과 저지방 식단이 어떤 환자에게는 질병을 낫게 하는 반면 상당수 환자들에게는 상태가 나아지지 않고 일부에게는 오히려 병을 악화시킨다는 점을 발견했다. 그래서 한 사람에게 이로운 음식이 다른 사람에게는 독이 될 수 있다는 점을 바탕으로 환자들에게 필요한 음식물의 차이를 밝혀내기 위해 이 연구를 시작했다. 그 결과 혈액형과 음식의 관계에 대해 의미 있는 결론을 얻어 내면서 혈액형 다이어트가 완성되었다.

음식에 대한 혈액형의 반란

혈액형 다이어트는 혈액형이 우리 몸속 각종 면역 반응을 작동시키는 항원 및 항체와 연관이 있다는 사실에 논리적 근거를 둔다. 혈액형별로 체중을 증가시키거나 감소시키는 음식이 다르다는 것이다.

혈액형을 결정짓는 항원은 체내에서 세균 및 각종 외부 침입자를 발견하면 이에 대응하기 위해 응집 현상을 일으킨다. 그러나 외부 물질이 아니더라도 특정 음식과 반응할 경우 인체는 이를 외부 물질로 오인해 과민한 면역 반응을 일으키기도 하고 그렇지 않을 수도 있다. 이 같은 상태가 나타나는 이유는 음식물에 들어 있는 여러 가지 단백질인 렉틴이라는 물질 때문이다.

렉틴은 마치 항원과 같이 면역 체계를 통해 인간의 혈액을 응집시키는 역할을 하는데 렉틴이 일단 우리 몸 어딘가에 자리를 잡으면 해당 부위의 세포와 반응해 세포를 파괴하는 악영향을 끼쳐 과민성 대장 증후군이나 간경화를 유발할 위험이 있다. 또한 대사 효율성을 떨어뜨려 저장되는 열량이 많도록 만들어 살을 찌우는 역할을 한다.

그러나 우리의 면역 체계는 대부분의 경우 렉틴으로부터 몸을 보호한다. 우리가 일상적인 식사에서 흡수하는 렉틴의 95%는 우리 몸이 알아서 폐기한다. 그러나 렉틴의 나머지 5%는 혈류 속으로 스며들어 적혈구와 백혈구를 파괴한다. 렉틴은 콩류와 해산물, 곡류, 채소류에 풍부하게 들어 있기 때문에 피하는 것이 어렵다. 다행인 것은 혈액형마다 음식물에 들어 있는 렉틴이 다르게 반응하기 때문에 자신에게 불리하게 작용하는 식품 섭취를 피할 수 있다는 것이다. 예를 들어 혈액형마다 각기 다른 렉틴의 고유 반응에 따라 어떤 사람에게는 탄수화물

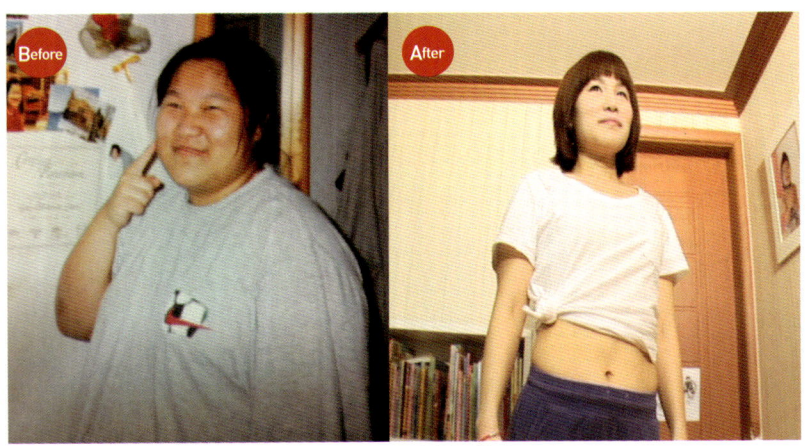

다이어트 전 96kg　　　　　　　　　　다이어트 후 46kg

이 좋고 어떤 사람에게는 단백질이 좋을 수 있다는 것이다.

그렇다면 지금부터 A형, B형, O형, AB형에 따라 다이어트 밥상이 어떻게 달라지는 알아보자.

혈액형 다이어트 따라 하기

유목 민족의 후손 B형의 다이어트 식단

실제로 2011년 4월 14일 SBS 출발모닝와이드 〈밥상보감〉에 출연한 홍서연 주부는 혈액형 다이어트로 25kg 체중 감량에 성공했다. 고등학교 3학년 때 다이어트를 시작해 12년 동안 총 50kg을 감량했다는 홍서연 주부는 초기 1년 반 동안 53kg을 감량하고, 출산 후 체중이 증가하자 혈액형 다이어트를 시작해 25kg 체중 감량에 성공했다.

12년 동안 다이어트를 하면서 안 해 본 다이어트가 없었다는 홍서연 주부는 호기심 반 기대감 반으로 시작한 혈액형 다이어트 후 체중 감량 뿐만 아니라 속이 편한 느낌을 받았다고 한다. 홍서연 주부의 혈액형은 B형인데 과연 그녀의 식단에 어떤 비밀이 숨어 있는지 살펴보자.

B형인 홍서연 주부의 하루 식단

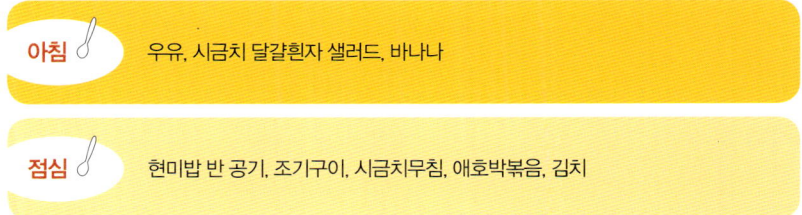

아침 — 우유, 시금치 달걀흰자 샐러드, 바나나

점심 — 현미밥 반 공기, 조기구이, 시금치무침, 애호박볶음, 김치

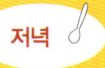
식단 코멘트

이 위에서 혹시 B형 식단의 특징을 찾아보았는가? 혈액형마다 갖는 특징은 인류의 역사와 함께 한다. B형은 기원전 1만 5천 년에서 1만 년 사이 히말라야 고원 지역에서 생겨났다. 가축 몰이와 사육에 의존한 유목 민족을 조상으로 둔 B형은 육류와 유제품에 탁월한 적응

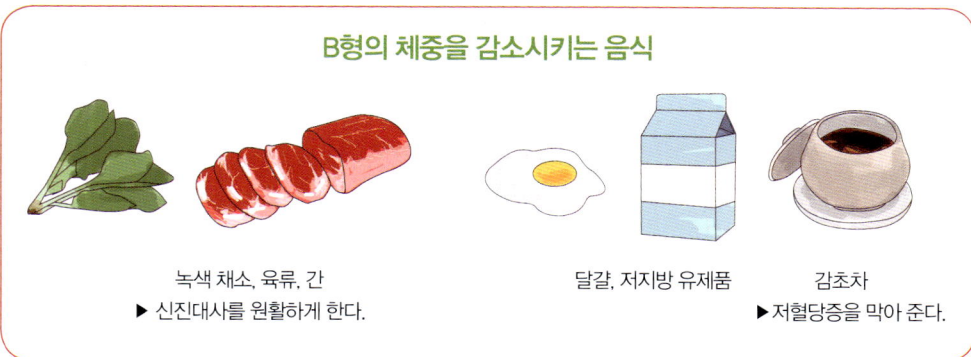

B형의 체중을 증가시키는 음식

옥수수, 렌즈콩, 땅콩, 참깨, 메밀, 밀
▶ 인슐린 효율을 방해하고 신진대사 속도를 늦춘다. 또한 소화를 방해한다.

B형의 체중을 감소시키는 음식

녹색 채소, 육류, 간
▶ 신진대사를 원활하게 한다.

달걀, 저지방 유제품

감초차
▶ 저혈당증을 막아 준다.

력을 보인다.

B형의 체중을 증가시키는 식품은 옥수수, 메밀, 땅콩, 참깨 등이다. 이 식품에 들어 있는 렉틴은 각각 다르지만 물질대사의 효율을 떨어뜨려 피로나 저혈당증을 유발한다. 또한 맥아와 통밀가루 제품에서 발견되는 글루텐 렉틴 때문에 대사가 둔화되어 음식이 제대로 소화되지 않거나 인체에 필요한 연료로 연소되지 않아 지방으로 축적된다.

B형에게 좋은 음식과 해로운 음식

홍서연 주부의 식단은 달걀과 저지방 유제품, 다양한 채소로 구성되어 있다는 점에서 B형에 맞는 식단이라고 할 수 있다. B형은 각종 유제품을 제약 없이 마음껏 섭취할 수 있는 유일한 혈액형이다. 그리고 피로를 느끼거나 면역 체계 이상으로 고통을 겪는다면 소고기나 돼지고기보다 양고기, 토끼 고기 같은 붉은 고기를 일주일에 몇 차례 섭취하는 것이 좋

식품군	좋은 음식	해로운 음식
육류와 가금류	양고기, 토끼 고기, 사슴 고기 (소고기는 보통 음식)	닭고기, 베이컨, 오리고기, 햄, 돼지고기
어패류	대구, 가자미, 넙치(광어), 고등어, 아귀, 농어, 도미, 정어리, 연어	멸치, 대합조개, 소라, 게, 가재, 뱀장어, 바닷가재, 훈제 연어, 홍합, 문어, 굴, 새우
견과류	없음	땅콩, 호박씨, 참깨, 해바라기씨, 잣, 캐슈너트
기름	올리브유	카놀라유, 옥수수유, 땅콩 기름, 참기름, 해바라기씨 기름
콩류	강낭콩, 흰강낭콩, 리마콩	팥, 검정콩, 병아리콩, 렌즈콩, 얼룩배기 강낭콩
곡류	현미, 수수, 귀리, 쌀	통밀 베이글, 옥수수, 통밀가루, 메밀, 보리
채소	브로콜리, 비트잎, 배추, 양배추, 당근, 가지, 케일, 표고버섯, 파슬리, 고추, 고구마	아보카도, 옥수수, 올리브, 늙은 호박, 숙주, 두부, 토마토
과일	바나나, 포도, 파파야, 파인애플, 자두	코코넛, 감, 석류, 백년초

다. 또한 대구와 연어 같은 영양가가 높고 기름을 풍부하게 지닌 생선이 좋다. 가자미, 넙치 같은 흰살 생선과 고등어 등 붉은 생선도 좋다.

B형에게 알맞은 식품으로 구성된 하루 식단은 다음과 같다.

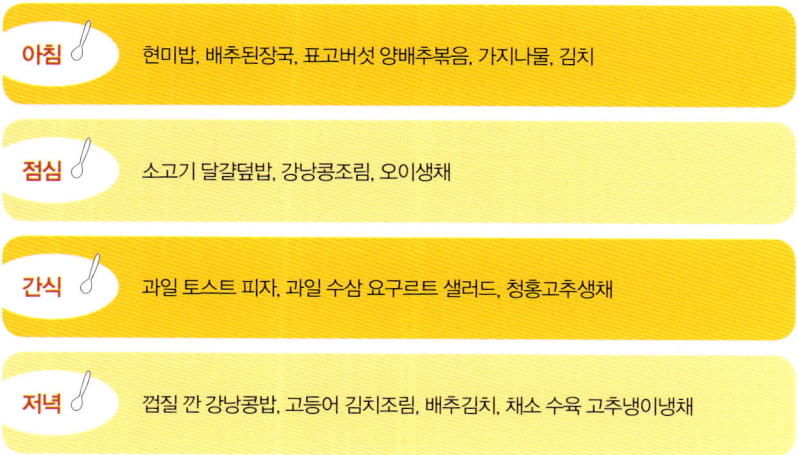

B형에게 맞는 식품으로 구성된 다이어트 하루 식단

아침 현미밥, 배추된장국, 표고버섯 양배추볶음, 가지나물, 김치

점심 소고기 달걀덮밥, 강낭콩조림, 오이생채

간식 과일 토스트 피자, 과일 수삼 요구르트 샐러드, 청홍고추생채

저녁 껍질 깐 강낭콩밥, 고등어 김치조림, 배추김치, 채소 수육 고추냉이냉채

간혹 B형에게 해로운 음식이 식단에 포함되기도 하는데, 아주 적은 양이라면 건강 상태에 따라 어느 정도 섭취하는 것은 무방하다.

수렵민족의 후손 O형의 다이어트 식단

2011년 4월 14일 SBS 출발모닝와이드 〈밥상보감〉에 출연했던 이기숙씨는 1년 동안 28kg을 감량했다. 그중 6개월 동안 혈액형 다이어트를 실시해서 총 28kg 중 15kg을 감량했다. 이기숙 씨의 혈액형은 O형이다. 4가지의 혈액형 중에 가장 살이 찌기 쉬운 혈액형이라고 하는데, 지금부터 O형의 밥상에 대해 알아보자.

　O형은 수렵과 채집 생활을 했던 조상을 두고 있어서 건강 유지에 강도 높은 신체 운동과 동물성 단백질이 중요하다. 고단백질 음식에 적응력이 좋고 육류를 섭취해야 대사율이 높아진다. 기름기 없는 육류를 선택하고 식사량을 줄이는 것이 체중 조절에 도움이 된다. 그러나 O형은 유제품과 곡류에 아직 완전히 적응하지 못했기 때문에 이들의 섭취를 피하는 것이 좋다. B형과 마찬가지로 맥아와 밀가루 음식에서 발견되는 글루텐으로 인해 대사가 원활하게 이뤄지지 못하기 때문에 곡류, 빵, 콩 등의 섭취만 제한해도 처음에는 체중이 줄 것이다. 또한 O형은 갑상선 호르몬이 적게 분비되는 경향이 있기 때문에 갑상선 저하증에 영향을 줄 수 있는 음식을 피하는 것이 좋다.

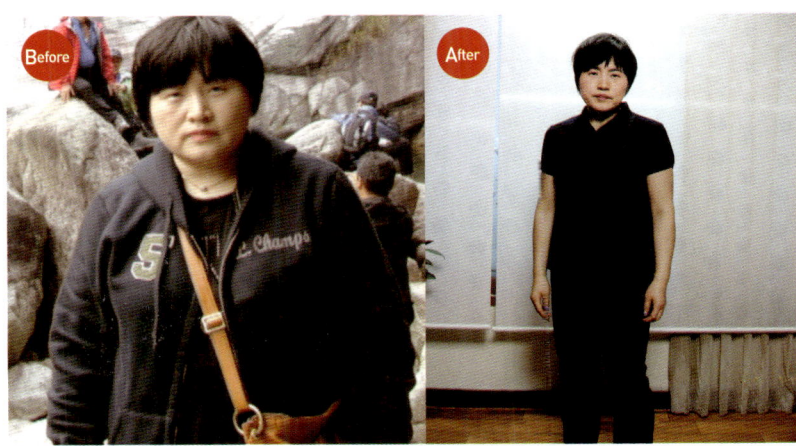

다이어트 전 93kg　　　　　　　　　　다이어트 후 65kg

O형의 체중을 증가시키는 음식

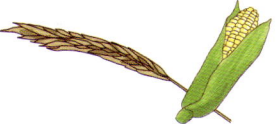

밀 글루텐, 옥수수
▶ 인슐린 효능을 방해하고 대사 속도를 늦춘다.

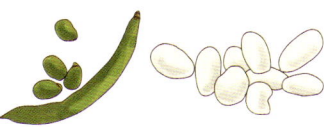

강낭콩, 흰강낭콩
▶ 칼로리 소모를 감소시킨다.

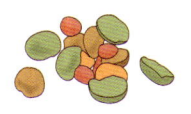 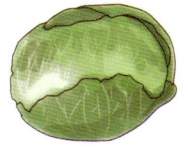

렌즈콩, 양배추
▶ 적절한 영양대사를 막는다.

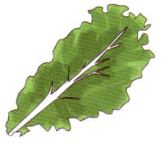

겨자 잎
▶ 갑상선 호르몬 분비를 막아 체중 증가와
근육 감소를 일으킨다.

O형의 체중을 감소시키는 음식

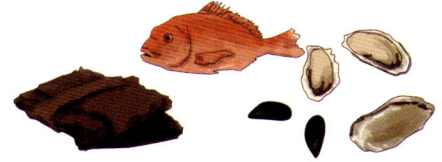

다시마, 어패류
▶ 요오드를 함유하고 있어,
갑상선 저하증 완화에 도움이 된다.

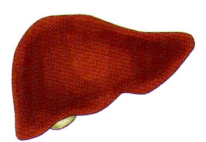

간
▶ 비타민 B가 풍부하고, 원활한 신진대사를 돕는다 .

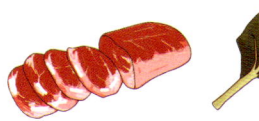 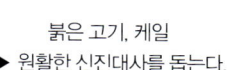

붉은 고기, 케일
▶ 원활한 신진대사를 돕는다.

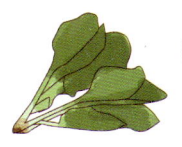 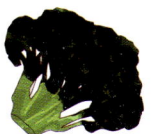

시금치, 브로콜리

O형에게 좋은 음식과 해로운 음식

식품군	좋은 음식	해로운 음식
육류와 가금류	소고기, 염통, 양고기, 간, 송아지 고기 (닭고기는 그냥 보통임)	베이컨, 거위 고기, 햄, 돼지고기
어패류	대구, 청어, 고등어	메기, 소라, (소금에 절인) 청어
견과류	호박씨, 호두	브라질너트, 캐슈너트, 여지, 땅콩 버터, 피스타치오
기름	아마인유, 올리브유	옥수수유, 면실유, 땅콩 기름, 홍화유
콩류	팥, 얼룩배기 강낭콩	강낭콩, 흰강낭콩, 렌즈콩
곡류	에세네빵, 에스겔빵	밀 베이글, 옥수수 머핀, 잡곡빵, 통밀빵, 글루텐 밀가루, 소맥분, 통밀가루, 귀리 가루, 시금치 파스타, 발아밀가루
채소	비트잎, 브로콜리, 치커리, 민들레	아보카도, 배추, 붉은 양배추, 옥수수
과일	무화과, 자두, 말린 자두	딸기류, 코코넛, 감로멜론, 오렌지, 귤

O형에게 맞는 식품으로 구성된 다이어트 하루 식단

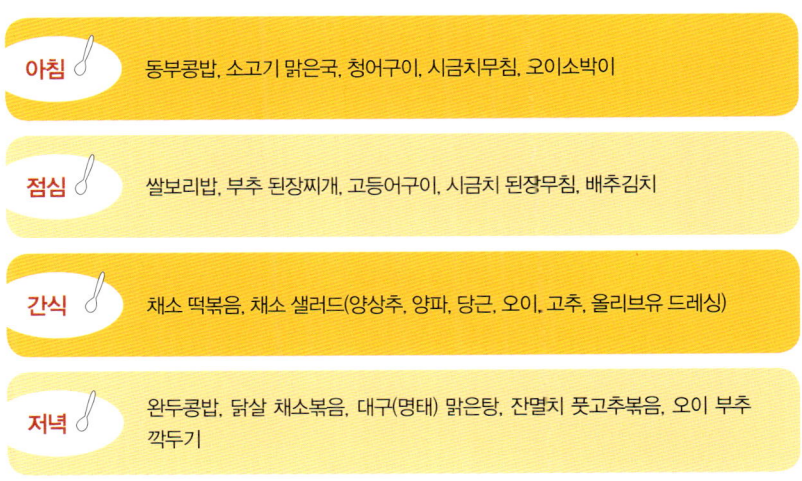

아침 동부콩밥, 소고기 맑은국, 청어구이, 시금치무침, 오이소박이

점심 쌀보리밥, 부추 된장찌개, 고등어구이, 시금치 된장무침, 배추김치

간식 채소 떡볶음, 채소 샐러드(양상추, 양파, 당근, 오이, 고추, 올리브유 드레싱)

저녁 완두콩밥, 닭살 채소볶음, 대구(명태) 맑은탕, 잔멸치 풋고추볶음, 오이 부추
깍두기

농경 민족의 후손 A형의 다이어트 식단

농경 민족의 후손인 A형에게는 **채식 위주의 식단이 다이어트에 도움이 된다.** 육류가 O형의 대사율을 가속시키고 효율적으로 만드는 데 반해 A형은 붉은 고기를 섭취하면 식물성 단백질을 섭취할 때보다 신체 활동이 둔화되고 활력이 떨어진다. 그리고 단백질이 쉽게 지방으로 축적된다. O형은 육류의 소화를 돕기 위해 위산의 양이 많은 반면 A형은 위산이 적게 분비되기 때문이다. 농경 문화에 기반을 둔 식생활을 주

A형의 체중을 증가시키는 음식

육류
▶ 소화가 잘 안되고 지방으로 축적된다.

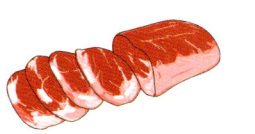

유제품
▶ 소화에 문제가 생길 수 있고, 인슐린 반응을 일으켜 신진대사를 저해한다. 또한 포화 지방이 많기 때문에 비만과 당뇨병의 원인이 된다.

강낭콩, 리마콩
▶ 소화 효소의 작용을 방해하고 대사 속도를 늦춘다.

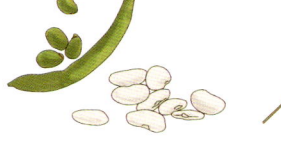

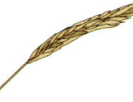

밀(다량 섭취할 경우)
▶ 인슐린 효능을 방해하고 칼로리 소모를 감소시킨다.

A형의 체중을 감소시키는 음식

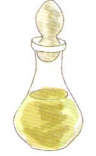

식물성 기름
▶ 소화 작용을 돕고 부종을 막는다.

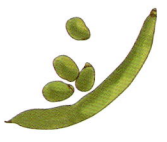

콩 식품
▶ 소화 작용을 돕고 신진대사를 촉진한다.

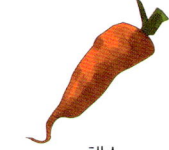

채소
▶ 원활한 신진대사를 돕고 장의 운동을 증진시킨다.

파인애플
▶ 칼로리 활용과 장의 운동을 증진시킨다.

로 했던 조상의 영향을 받았기 때문에 A형에게는 저지방 식단과 채소와 곡류의 균형이 중요하다.

A형에게 좋은 음식과 해로운 음식

식품군	좋은 음식	해로운 음식
육류와 가금류	없음 (닭고기는 보통임)	베이컨, 쇠고기, 오리고기, 거위 고기, 햄, 염통, 양고기, 간, 꿩고기, 돼지고기, 토끼 고기, 송아지 고기, 사슴 고기
어패류	잉어, 대구, 고등어, 아귀, 연어, 정어리, 황농어	멸치, 메기, 캐비어, 대합조개, 소라
견과류	땅콩(버터), 호박씨	브라질너트, 캐슈너트, 피스타치오
기름	아마인유, 올리브유	옥수수유, 면실유, 땅콩 기름, 홍화유, 참기름
콩류	팥, 검정콩, 얼룩배기 강낭콩, 렌즈콩, 동부콩	병아리콩, 강낭콩, 리마콩, 흰강낭콩
곡류	콩가루빵, 메밀, 발아밀빵, 귀리 가루, 쌀가루	잡곡빵, 통밀빵, 고단백빵, 밀가루, 시금치 파스타
채소	비트잎, 브로콜리, 당근, 치커리, 민들레, 마늘, 고추냉이, 케일, 부추, 양파, 파슬리, 늙은 호박, 시금치, 근대, 두부, 순무	양배추, 가지, 검은 올리브, 고추, 감자, 고구마, 얌, 토마토
과일	살구, 블루베리, 버찌, 무화과, 그레이프프루트, 레몬, 파인애플, 자두	바나나, 코코넛, 망고, 감로멜론, 오렌지, 파파야

A형에게 맞는 식품으로 구성된 다이어트 하루 식단

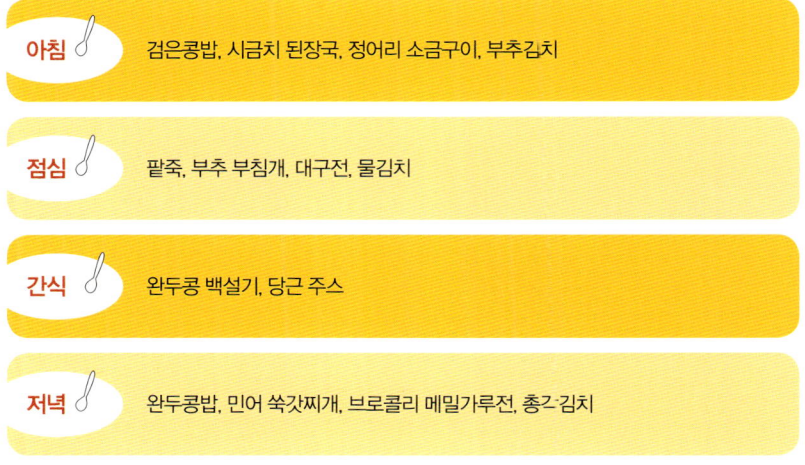

아침 검은콩밥, 시금치 된장국, 정어리 소금구이, 부추김치

점심 팥죽, 부추 부침개, 대구전, 물김치

간식 완두콩 백설기, 당근 주스

저녁 완두콩밥, 민어 쑥갓찌개, 브로콜리 메밀가루전, 총각김치

채식 습관 A형 + 유제품 적응력 B형 AB형의 다이어트 식단

AB형은 생긴 지 천 년이 채 안 되고 그 어떤 범주에도 딱 들어맞지 않는다. A형과 비슷해 보이다기도 때로는 B형과 비슷해 보이기도 하다. 따라서 AB형이 다이어트에 성공하기 위해서는 A형과 B형의 다이어트 권장 사항을 모두 고려해야 한다. 일반적으로 A형이나 B형에게 해로운 음식은 AB형에게도 좋지 않다고 보면 된다. 또한 AB형은 B형처럼 육류에 대한 적응력이 뛰어나지만 A형과 마찬가지로 위산이 적게 분비된다. 그래서 육류를 소비할 수 있는 유전적 인자를 지닌다 하더라도 그것을 대사하는 데 필요한 위산이 모자라 지방으로 축적되는 결과를 낳는다. 될 수 있으면 채소나 두부를 곁들여 육류를 소량 섭취하는 것이 다이어트에 도움이 된다. AB형은 O형이나 B형처럼 밀글루텐에 대해

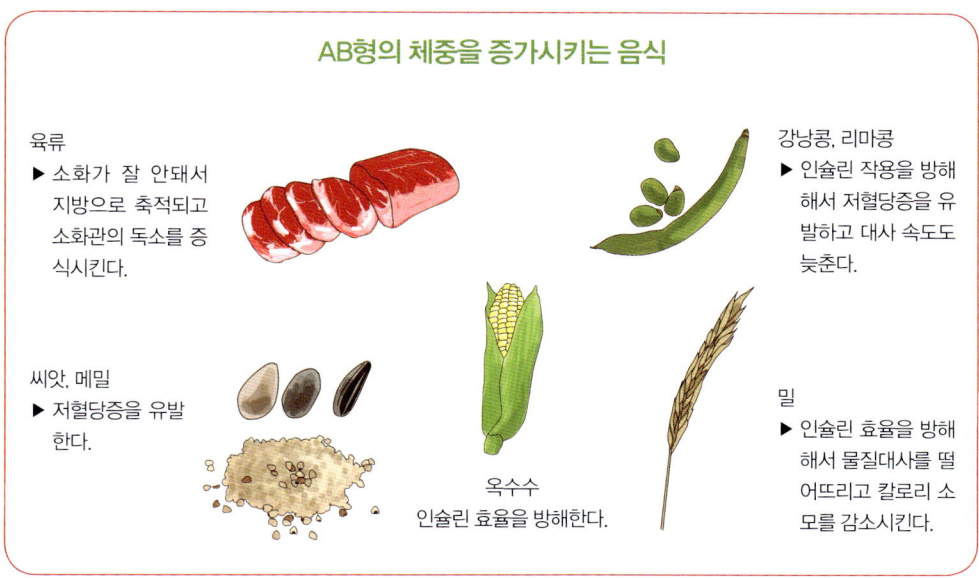

AB형의 체중을 증가시키는 음식

육류
▶ 소화가 잘 안돼서 지방으로 축적되고 소화관의 독소를 증식시킨다.

씨앗, 메밀
▶ 저혈당증을 유발한다.

옥수수
인슐린 효율을 방해한다.

강낭콩, 리마콩
▶ 인슐린 작용을 방해해서 저혈당증을 유발하고 대사 속도도 늦춘다.

밀
▶ 인슐린 효율을 방해해서 물질대사를 떨어뜨리고 칼로리 소모를 감소시킨다.

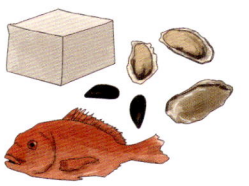
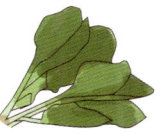
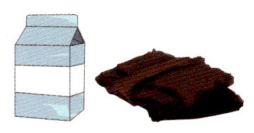

심각한 부작용을 보이지는 않는다. 그러나 체중을 줄이고 싶다면 밀가루

음식의 섭취를 철저하게 제한하는 것이 좋다. 밀은 근육 조직을 산성화

시키기 때문이다.

AB형에게 좋은 음식과 해로운 음식

식품군	좋은 음식	해로운 음식
육류와 가금류	양고기, 토끼 고기, 칠면조	베이컨, 소고기, 닭고기, 오리 고기, 거위 고기, 햄, 염통, 돼지고기, 송아지 고기
어패류	날개다랑어, 대구, 고등어, 아귀, 농어, 도미, 정어리, 바다 송어	멸치, 대합조개, 소라, 게, 가재, 뱀장어, 가자미, 넙치, 바닷가재, 훈제 연어, 문어, 굴, 새우
견과류	밤, 땅콩(버터), 호두	개암, 호박씨, 참깨, 해바라기씨
기름	올리브유	옥수수유, 면실유, 홍화유, 참기름, 해바라기유
콩류	흰강낭콩, 팥, 초록렌즈콩, 얼룩배기 강낭콩	병아리콩, 강낭콩, 리마콩, 동부콩, 검정콩
곡류	현미, 수수빵, 콩가루, 순호밀빵, 발아밀빵, 귀리, 백미, 밀, 콩가루빵	옥수수 머핀, 보리, 메밀
채소	비트, 브로콜리, 샐러리, 오이, 민들레, 가지, 마늘, 케일, 겨자 잎, 파슬리, 고구마, 두부	아보카도, 옥수수, 리마콩, 검은 올리브, 고추, 숙주
과일	버찌, 무화과, 포도, 키위, 레몬, 파인애플, 자두, 크렌베리	바나나, 코코넛, 구아바, 망고, 오렌지, 감, 석류

AB형에게 맞는 식품으로 구성된 다이어트 하루 식단

아침   🥄   현미밥, 두부 김치찌개, 정어리구이, 오이볶음, 김치

점심   🥄   완두콩밥, 명태찌개, 브로콜리볶음, 우엉조림, 오이소박이

간식   🥄   흰떡 치즈구이, 키위 주스

저녁   🥄   두부 떡국, 전유어, 채소튀김, 오이 도라지생채, 물김치

(참고 : 피터 제이 디아다모, 《내 혈액형에 꼭 맞는 즐거운 다이어트》, 김라합 옮김, 디자인 하우스, 1999.)

Diet Winner의 한마디

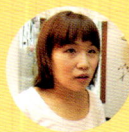

홍서연 B형 다이어트 밥상으로 25kg 감량 성공
"한 마디로 소개하자면 B형 밥상은 유제품과 생선, 채소로 구성된 그냥 흔한 밥상이다.
하지만 닭고기, 돼지고기는 먹지 말자."

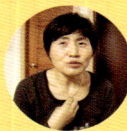

이기숙 O형 다이어트 밥상으로 15kg 감량 성공
"O형 중에서 고기를 좋아하는 분들은 귀가 솔깃할 만한 다이어트 식단이 아닐까 생각 되네요.
저는 고기 먹고 살 뺐어요."

자연을 통째로 먹는
마크로비오틱 다이어트

마크로비오틱 다이어트 맛보기!

고르고 따져 먹었던 기존의 다이어트 밥상은 버리자. 묻지도 따지지도 않고 그냥 통째로 먹는 다이어트 밥상이 등장했다. 일본에서 장수 식이 요법으로 알려진 마크로비오틱인데 전성미 양은 이 밥상으로 무려 14kg을 감량했다고 한다. 마크로비오틱의 비밀을 알아보자.

마크로비오틱의 정체는?

마크로비오틱은 식감을 떨어뜨리고 농약이 묻어 있다는 이유로 버려졌던 뿌리와 껍질 등을 통째로 먹는 것을 기본으로 한다. 2009년 SBS 드라마 〈스타일〉에서 류시원이 연기한 서우진이라는 인물이 마크로비오틱 요리사로 등장하면서 국내에서도 마크로비오틱에 대한 관심이 시작됐다. 마크로비오틱은 'macro(크다, 위대하다)'와 'biotic(생명)'의 합성어로 일본에서는 장수 식이 요법으로, 영국에서는 'Great life'라고 불리는 건강 생활 방식으로 유명하다. 클린턴 전 미 대통령과 마돈나, 존 트라볼타 등 이미 유명 인사들의 밥상을 책임지고 있는 건강 식이 요법이기도 하다.

마크로비오틱 다이어트 원칙

1 현미 잡곡을 중심으로 자신이 자란 토지에서 수확된 제철 작물을 먹는다.
2 정제 가공되지 않은 곡물과 채소는 껍질과 뿌리까지 통째로 먹는다.
3 인공 화학적인 것을 피하고 자연 그대로 받아들인다.
4 음양의 기운이 조화를 이룰 수 있게 식품을 골고루 섭취한다.

자연의 기운을 통째로 얻는다!

마크로비오틱 식이 요법의 원칙은 모든 식재료는 나름대로의 기운이 있다는 것에 바탕을 둔다. 이때 뿌리와 껍질을 포함하는 전체가 한 생명력을 가지고 있기 때문에 모든 식재료를 통째로 섭취해야 제대로 영양분을 섭취할 수 있다. 특히 인간은 자신이 태어난 고장에서 나는 제철 음식에서 가장 강한 생명력을 얻을 수 있다.

그리고 인공 화학적인 것을 피하고 자연의 기운 그대로를 받아 사용하자는 원칙에서 유기농 식품을 선택하고 전통적인 방식으로 만든 조미료,

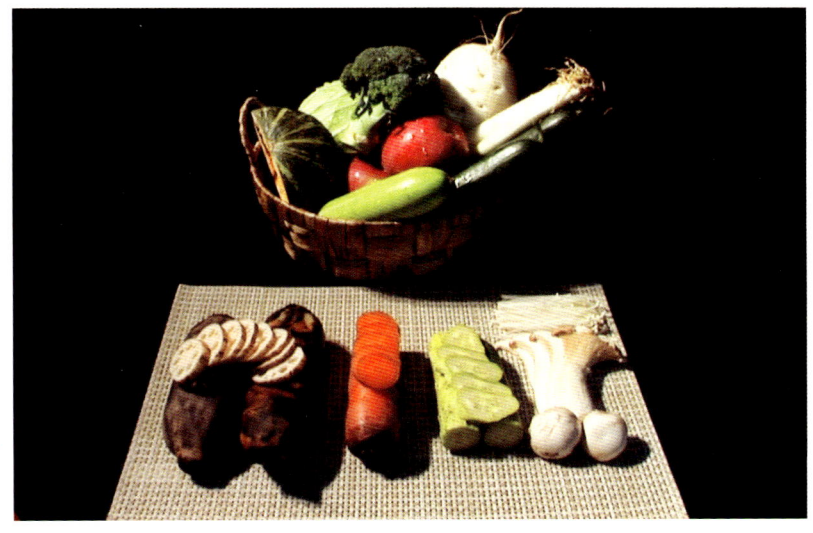

간장, 된장 등을 사용한다. 게다가 조리 기구, 조리법도 모두 자연스러움을 강조해서 전자레인지의 사용을 피하고 압력솥을 이용하고, 테플론 코팅 팬보다는 주물 스테인리스 팬을 사용한다.

가장 중요한 음식의 식재료는 각각 음과 양의 기운으로 나뉘는데 둥근 채소와 뿌리채소는 음의 기운을 지녔고, 길쭉한 채소와 줄기채소는 양의 기운을 가졌다. 이 음과 양의 식품을 골고루 섭취해야 건강한 식단을 이룰 수 있다.

극양, 극음성 식재료의 섭취는 배제하고 중용성 식재료를 먹는다. 현미나 정제하지 않은 곡물을 주로 먹고, 제철 채소나 해초, 콩을 골고루 섭취하며 고기나 유제품, 조미료는 사용하지 않는 편이다. 그래서 흔히 마크로비오틱을 곡물 채식이라고 부르지만 채식과는 엄연히 다르다. 고기와 기름의 섭취를 금하지는 않기 때문이다. 모든 식재료의 섭취를 허용하지만 깨끗하게 기른 것을 건강한 조리법을 통해 균형을 맞춰 먹는다. 대신 곡물이나 채소보다 고기를 적게 먹는 이유는 고기가 극양성이기 때문이다. 마크로비오틱에서 가장 중요시하는 음양의 조화로, 이는 고기나 유제품 등의 극양성 때문에 균형이 깨질 수 있기 때문이다. 같은 이유로 설탕이나 술 등 극음성을 띤 식품도 먹지 않는다.

마크로비오틱의 다이어트 효과

원래 마크로비오틱은 당뇨병이나 고혈압 환자를 위한 장수 식이 요법이었지 다이어트 식단으로 고안된 것은 아니다. 그러나 만성 질환과 비만을 치료하는 원리가 같은 맥락에 있고, 살이 찌는 주요 원인이 몸이 제대로 기능을 하지 못하는 것이기 때문에 마크로비오틱이 체중 감량에 도움이 되는 것은 당연하다. 또한 주로 채소로 구성된 식단에 비타민과 미네랄, 섬유질이 풍부한 뿌리와 껍질까지 통째로 조리하는 방식을 갖고 있어 지방 연소와 노폐물 배출에 도움이 된다.

실제로 마크로비오틱을 접한 후 가장 즉각적인 효과는 배변이다. 몸 안에 있는 노폐물을 깨끗하게 쓸어내리는 역할을 해 배출이 원활하지 않아 생기는 각종 질병 및 피부 트러블까지 잠재울 수 있다. 그래서 일본에서 아토피 치료 식단으로도 활용된다.

2011년 2월 24일 SBS 출발모닝와이드 〈밥상보감〉에서는 이 마크로비오틱 밥상으로 체중 감량에 성공한 전성미 양을 소개하였다. 고등학생 때까지만 해도 80kg에 가까운 몸무게였는데 56kg까지, 총 24kg 감량에

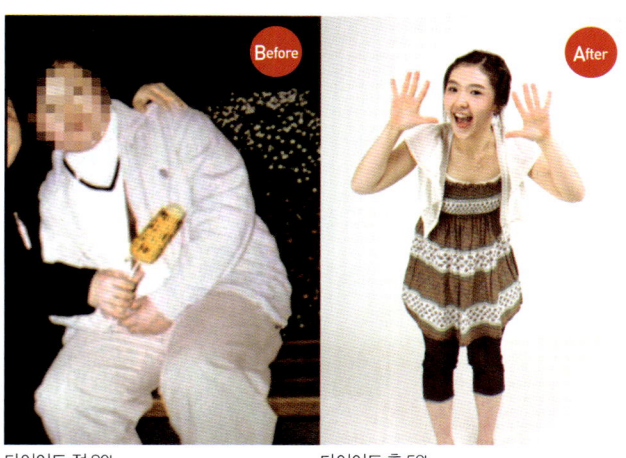

다이어트 전 80kg   다이어트 후 56kg

성공했다. 이 24kg 중 14kg을 단 6개월 동안 마크로비오틱 식단을 섭취해서 감량했다.

다소 어렵게 느껴질 수 있는 마크로비오틱을 처음부터 구성해 먹기는 쉽지 않다. 전성미 양의 경우 마크로비오틱을 다룬 서적에 수록된 다이어트 식단대로 똑같이 섭취했고, 차츰 응용력이 생겨 이제는 어느 정도 스스로 식단을 구성할 수 있게 되었다고 한다.

전성미 양의 마크로비오틱 하루 식단

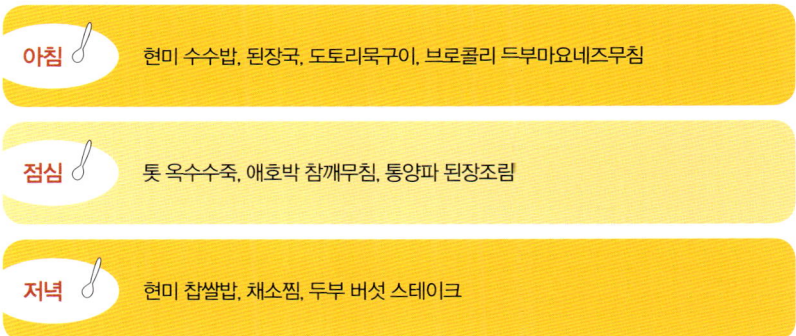

아침 현미 수수밥, 된장국, 도토리묵구이, 브로콜리 두부마요네즈무침

점심 톳 옥수수죽, 애호박 참깨무침, 통양파 된장조림

저녁 현미 찹쌀밥, 채소찜, 두부 버섯 스테이크

POINT! 마크로비오틱 조리 원칙

1 껍질과 뿌리까지 모두 이용한다.
2 육류와 달걀, 우유 대신에 두부와 콩을 섭취한다.
3 설탕 대신 올리고당이나 조청, 물엿을 사용한다.
4 화학조미료 대신 표고버섯과 다시마를 우려낸 맛국물을 사용한다.
5 소금은 비타민과 미네랄이 풍부하고 요리의 맛을 살리는 천일염을 사용한다.

채소와 과일 농약 제거 방법

1 소금 이용
- 연근과 당근, 마 등은 단단한 채소는 소금을 뿌려 잘 비빈 후 흐르는 물에 씻는다.
- 양배추와 대파 등 무르기 쉬운 채소는 소금물에 15~20분 담갔다가 흐르는 물에 씻는다.

2 물에 데치기
- 주로 데쳐서 먹는 브로콜리나 시금치 등의 채소는 물에 데쳐 농약을 제거한다.

3 식소다 이용
- 딸기, 토마토는 식소다를 뿌려 잘 비볐다가 흐르는 물에 씻는다.

식단 코멘트

앞서 말한 대로 마크로비오틱 조리법은 껍질과 뿌리를 그대로 먹는 것이 특징이다. 전성미 양은 기존에 먹지 않고 잘라 버렸던 브로콜리의 굵은 줄기와 연근와 당근의 껍질을 버리지 않고 그대로 사용하였다. 또한 설탕 대신에 조청이나 올리고당을, 조미료 대신에 표고버섯과 다시마를 이용한 맛국물을 사용하였고, 육류의 섭취를 제한하는 대신 두부를 섭취하였다. 마요네즈를 대신해서는 두부를 이용한 소스를 특별히 만들어 섭취했다.

Diet Winner의 한마디

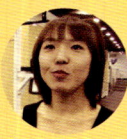

전성미 양 총 24kg 체중 감량 성공

"우연히 TV를 통해 이 식단에 대해 알게 되면서 호기심에 따라 하게 되었는데 아직 어린 나이지만 자연의 맛이 어떤 것인지 조금은 알 것 같아요. 입에 자연스러운 것이 몸에도 자연스럽다는 것, 우리를 건강하게 만든다는 것을 모두들 기억하셨으면 좋겠어요."

먹으면 살이 빠지는 다이어트 레시피

현미 수수밥

건조한 현미와 수수에 물이 처음 들어가면 수분을 많이 흡수하기 때문에 처음 쌀을 씻을 때 넣는 물을 생수로 하면 밥맛이 더 좋아진다.

된장국

READY

대파 1/4대, 양배추 겉잎 큰 것 2/3장, 당근 길이 6cm×너비 1cm 1장, 맛국물 2컵

RECIPE

1 맛국물
 –다시마 맛국물 재료 : 다시마 가로 5cm × 세로 10cm 1조각, 물 400cc(2컵)
 –표고버섯 맛국물 재료 : 표고버섯 2개, 물 400cc(2컵)

2 대파를 비스듬히 채 썰고, 양배추를 너비 1cm로 자르고, 당근을 두께 1cm로 비스듬히 잘랐다가 얇게 저민다.

3 냄비에 대파를 넣고 소량의 맛국물을 넣어 끓인다.

4 양배추, 당근을 넣고 남은 맛국물을 부어 천천히 끓인다.

5 된장에 **4**의 국물을 소량 넣어 녹인 다음 국물에 전부 넣고 20초 정도 끓인다.

톳 옥수수죽

READY

현미 360cc(1/2컵), 물 1/2컵, 소금 약간, 말린 톳 1/2큰술, 물 1/4컵, 간장 1/4큰술, 생강 2.5g, 무설탕 콘 옥수수 25g 파슬리 1/2큰술, 소금 약간

RECIPE

1 현미를 씻어 압력솥에 물과 소금을 함께 넣어서 짓는다.

2 톳을 긴 것은 접어 체에 넣고 물로 씻어 둔다.

3 생강을 잘게 채 썰고, 무설탕 콘 옥수수의 물기를 빼고, 파슬리를 잘게 다진다.

4 냄비에 생강과 톳을 넣고 물 1/4컵을 부어 끓인 후 간장을 넣어 조린다.

5 톳이 부드러워지면 물기가 없어질 때까지 조린다.

도토리묵구이

READY

도토리묵 1모, 참기름 적당량, 부추, 당근, 숙주나물, 소금, 양념장(간장 1큰술, 조청 1큰술)

RECIPE

1 숙주나물을 씻어 물기를 빼고, 부추를 4cm로 자른다.

2 당근을 부추와 같은 길이로 채 썬다.

3 도토리묵을 가로로 반을 자른 후 두께 1cm로 잘라 팬에 기름을 두르고 굽는다.

4 한 면이 구워지면 팬의 한쪽에서 숙주나물과 부추, 당근을 볶아 소금으로 간한다.

5 구운 도토리묵 위에 양념장을 부어 입힌다.

5 접시에 도토리묵을 담고 볶은 채소를 얹는다.

브로콜리 연근 두부마요네즈무침

READY

브로콜리, 연근, 소금 약간, 두부마요네즈 3큰술, 현미식초, 소금 1/4큰술

RECIPE

1 브로콜리의 윗부분은 한입 크기로 자르고, 줄기 부분은 적당한 크기로 썬다.

2 연근을 껍질째로 얇게 저민다.

3 끓는 물에 소금을 넣고 연근과 브로콜리 줄기, 윗부분의 순서로 데친 후 체에 받쳐 물로 헹구지 말고 그대로 식힌다.

4 볼에 **3**과 다진 호두(또는 아몬드)를 넣고 두부마요네즈를 더하여 무친 후 식초와 소금으로 간한다. (현미식초 2작은술, 소금 1/4작은술)

두부마요네즈 만드는 방법

부침용 두부 85g, 유채꽃씨유(또는 해바라기씨유) 1큰술, 현미스초 1큰술, 조청(또는 올리고당) 1/2큰술, 소금 1/2작은술, 생강 약간

(참고 : 이와사키 유카, 《자연을 통째로 먹는 마크로비오틱 밥상》, 비타북스, 2009.)

다이어트를 하려면 색을 찾아라
컬러푸드 다이어트

다이어트에 마침표를 찍고 싶다면 알록달록 색에 주목하라! 빨주노초파남보 다양한 색에 숨겨진 비밀을 풀면 다이어트 성공이 보인다. 세 가지 이상의 색깔로 구성된 식단으로 체중 감량은 물론 건강까지 개선할 수 있다는 컬러푸드 다이어트! 할리우드 팝스타 크리스티나 아길레라는 이 다이어트 방법으로 폭식으로 인해 불어난 체중 12kg을 고스란히 빼고 24인치의 허리까지 되찾았다. 눈으로 먹는 즐거움까지 느끼게 해주는 마법 같은 컬러푸드 다이어트의 비법을 지금부터 공개한다.

컬러푸드는 어떻게 먹어야 할까?

컬러푸드 다이어트는 곡물과 채소, 과일을 초록, 하양, 빨강, 노랑, 보라, 검정 등 6가지 색으로 분류하고 하루에 3~5가지 이상의 다른 색의 음식들을 골고루 섭취한다. 이를 통해 다양한 영양소를 챙기고 각종 성인병과 질병을 예방할 수 있다. 식품 의학에 기초한 다이어트 방법인 것이다.

다음은 숙명여대 식품 영양학과 김현숙 교수가 제안하는 컬러푸드 다이어트 식단이다.

컬러푸드 다이어트 식단

1일	**아침 (하양+초록+빨강+노랑)**	멸치 우엉 주먹밥 2/3공기, 감잣국 1대접, 깍두기, 치자 단무지, 검은콩 두유 1잔
	점심 (빨강+보라+노랑+하양)	아스파라거스 롤가스 150g, 과일 샐러드 1접시, 마늘장아찌, 녹차 1잔
	저녁 (초록+하양+빨강)	현미밥 2/3공기, 버섯 들깨찌개 1대접, 양념 도미찜 1토막, 도토리묵&새싹무침 1접시, 백김치, 오미자차 1잔

2일	**아침 (하양+초록+빨강+노랑)**	토마토 샌드위치 1쪽, 익힌 브로콜리 1접시, 우유 1잔
	점심 (하양+빨강+노랑+초록+주황)	채소 카레라이스 2/3공기, 일본 된장국 1대접, 닭가슴살 과일꼬치 2접시, 오이 피클, 허브티 1잔
	저녁 (노랑+보라+빨강+하양)	영양밥 2/3공기, 소고기 미역국 1대접, 단호박&가지찜 1접시, 나박김치, 매실차 1잔

컬러푸드를 조리할 때는 기름을 사용하지 않고, 찌거나 삶거나 굽는 방식으로 조리해 칼로리를 낮추도록 한다. 또한 컬러푸드 다이어트를 할 때는 따뜻한 음식과 찬 음식, 딱딱한 음식과 부드러운 음식 등을 골고루 섞어 먹어야 한다. 다양한 식감과 온도의 음식을 섭취하게 되면 소장을 자극해 변비를 예방할 수 있고 소화 기능을 높일 수 있기 때문이다. 보통 여성들은 부드러운 음식을 섭취하는 것을 선호하지만 그럴 경우 소장의 기능이 약해져 변비가 생길 수 있다. 또한 뜨거운 음식이나 차가운 음식도 계속해서 한 가지 종류만 고집하게 되면 장이 손상될 수 있으므로 삼가는 것이 좋다. 소화 기능이 떨어지면 곧 비만으로 연결이 될 수 있다는 것을 명심하자!

건강하게 38.5kg를 뺄 수 있는 비결

2011년 3월 31일 SBS 출발모닝와이드 〈밥상보감〉 '컬러푸드 다이어트' 편에 출연한 장동준 씨는 실제로 컬러푸드 다이어트 식단으로 7개월 동안 무려 38.5kg 체중 감량에 성공했다. 사실 그는 작년 초까지만 해도 당뇨에 고지혈증, 지방간, 콜레스테롤, 척추 분리증 등을 앓아 걸어 다니는 종합 병원이라고 불리었다. 그러나 지금은 잃어버린 건강까지 되찾으면서 10년은 더 젊어졌다고 한다. 늙지 않는 모습 덕분에 뱀파이어라는 별명을 얻으며 오늘도 열심히 다이어트 식단을 열심히 지켜나가고 있다.

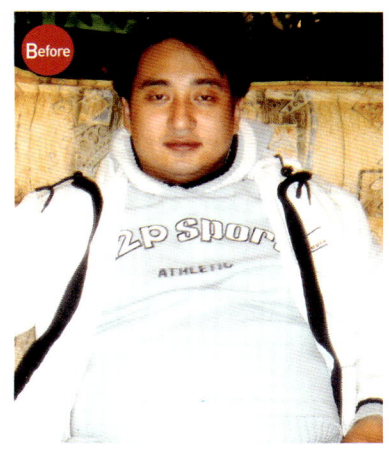

다이어트 전 107kg

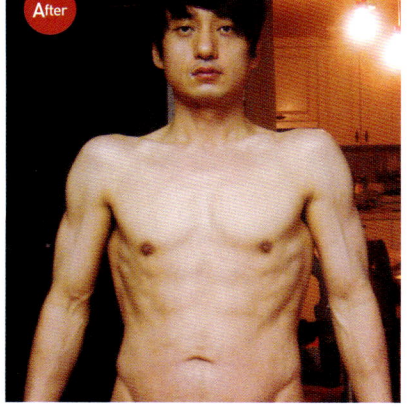

다이어트 후 68.5kg

그렇다면 장동준 씨가 지금의 모습을 되찾기까지 어떤 식단을 섭취한 것일까? 컬러푸드 다이어트 성공자, 장동준 씨의 하루 식단을 공개한다.

장동준 씨의 컬러푸드 다이어트 식단

 아침 **노랑+하양+초록**
현미밥, 두부 카레, 마늘장아찌, 연근조림, 시금치무침, 김치

 점심 **검정+하양+초록+노랑+ 빨강**
들깨 미역국, 두부 해초 비빔밥, 시금치, 빨간 다프리카, 노란 파프리카

 저녁 **노랑+검정+하양+초록+빨강+노랑**
단호박찜, 검정콩 두유, 오이, 빨간 파프리카, 노란 파프리카, 고추, 방울토마토

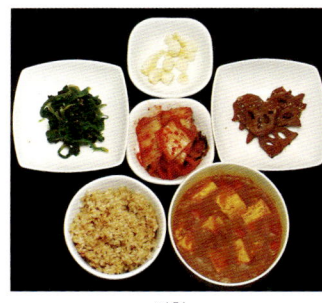

아침

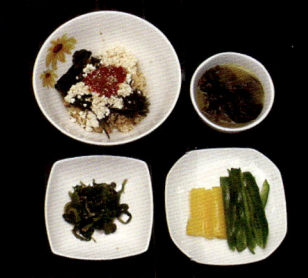

점심

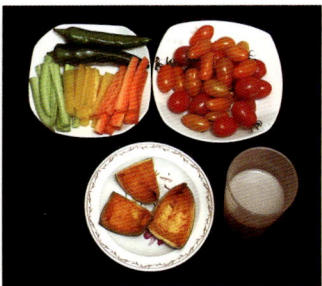

저녁

식단 코멘트

아침, 점심, 저녁에 꾸준히 컬러푸드를 3가지 이상 섭취했고, 컬러푸드 다이어트를 하는 동안 육류 섭취는 금했다. 대신 두부나 두유, 콩으로 단백질원을 대체했고 세 끼 사이에 틈틈이 아몬드와 호두, 우유를 섭취해 부족한 지방을 양질의 지방인 불포화 지방산으로 섭취했다. 이런 방식으로 7개월을 지내고 나니 몸에 있는 불필요한 지방은 쏙 빠지고, 고지혈증이나 콜레스테롤 증가 등의 성인병도 말끔히 사라졌다고 한다.

두부 해초 비빔밥

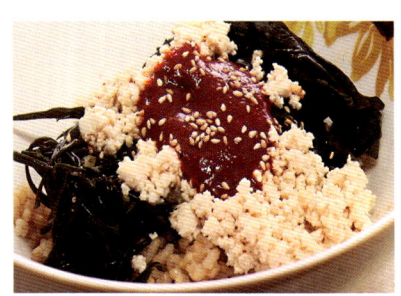

READY

두부 1/4모, 톳, 미역, 고추장, 설탕, 식초, 생강즙, 레몬즙, 꿀 또는 물엿, 참기름

RECIPE

1 미역을 물에 넣고 30분 동안 불린다.
2 톳을 여러 번 씻은 뒤 물에 30분 동안 담가 소금기를 뺀다
3 끓는 물에 톳을 살짝 데친 뒤 재빨리 건져 찬물에 헹군다.
4 미역을 먹기 좋은 크기로 썰어 준비한다.
5 두부를 면포로 물기를 짜거나 면포가 없을 시 도마 위에 놓고 으깬다.
6 으깬 두부를 기름을 두르지 않은 팬에 볶아 수분을 뺀다.
7 현미밥을 그릇에 담고 두부와 톳, 미역을 올리고 고추장 양념을 곁들인다.

고추장 양념

고추장 5큰술, 설탕 1과 1/2큰술, 식초 2큰술, 생강즙 1/2작은술, 레몬즙 또는 배즙 1큰술, 꿀 또는 물엿 1작은술, 참기름 적당량을 섞는다.

컬러푸드에 숨겨진 다이어트 비법

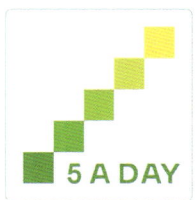

Just Eat More
(fruit & veg)

컬러푸드 다이어트는 1988년 미국 국립 암 연구소의 지원을 받아 캘리포니아주에서 처음으로 시작된 '5 A Day' 캠페인에서 유래되었다고 볼 수 있다. '5 A Day'는 하루에 다섯 가지 색(빨강, 노랑, 초록, 검정, 하양)의 채소와 과일을 골고루 섭취하여 건강을 지키고 질병도 예방하자는 캠페인이다. 미국에서 시작된 '5 A Day'는 짧은 기간에 전 세계에 영향을 끼쳐 헝가리(3 A Day), 폴란드(2+2 A Day), 덴마크(6 A Day), 프랑스(10 A Day) 등 다양한 슬로

건을 탄생시켰고, 이 캠페인 덕분에 덴마크는 국민 일인당 하루 채소 및 과일 섭취량이 36%나 상승했다.

세계보건기구(WHO)는 채소와 과일을 적게 먹는 식습관이 심장병 원인의 31%, 대장암 원인의 19%, 뇌졸중 원인의 11%를 차지한다는 연구 결과를 내놓고 건강해지려면 하루에 400g 이상의 신선한 채소와 과일을 먹어야 한다고 발표했다. 세부적으로 6세 이하 유아는 5종(채소 3종과 과일 2종), 6세 이상 어린이와 청소년기 이상 여자는 7종(채소 4종과 과일 3종), 청소년기 이상 남자는 9종(채소 5종과 과일 4종)의 섭취가 권고되었다.

미국은 이 기준을 근거로 성인을 위한 다양한 하루 식단을 제공하고 꾸준한 홍보 활동 후 인지도 조사를 실시했는데 여자의 44%, 남자의 22%가 '5 A Day'를 알고 있고, 여자의 40%와 남자의 29%가 '5 A Day'를 실천하고 있다고 응답했다. 그리고 캠페인을 통해 과일과 채소를 꾸준히 섭취한 결과 성인병과 암 발병률을 80%까지 낮추는 결과를 이루어 냈다.

이렇듯 다양한 색의 음식이 우리 몸에 좋은 이유는 바로 피토케미컬, 즉 식물 생리 활성 물질 때문이다. 이 성분은 식물이 비, 바람, 자외선, 세균, 바이러스 등 외부 환경의 침입으로부터 스스로를 보호하기 위해 만들어 내는 물질이다.

우리 몸에 해로운 활성 산소를 없애 주는 항산화 성분으로 노화를 방지하고 면역력을 높여 주는 역할을 한다.

그렇다면 이런 다양한 색의 음식으로 구성된 컬러푸드 다이어트가 체중 감량에 어떤 도움을 주는 것일까? 사실 컬러푸드 다이어트가 채소와 단백질을 중심으로 식단이 구성된다는 점에선 기존의 다이어트 식단과 별반 차이가 있어 보이지는 않는다. 하지만 SBS 출발모닝와이드 〈밥상보감〉의 주치의로 활동해 온 김진혁 원장에 따르면 기존 다이어트 식단이 주로 초록색 채소 위주로만 섭취한 데 반해 컬러푸드 다이어트는 좀 더 다양한 색상의 곡물, 채소와 과일을 골고루 섭취할 수 있기 때문에 체중 감량은 물론 건강까지 개선할 수 있다고 한다. 더 강렬한 색상을 지닌 음식일수록 영양적인 가치는 더 높아지고 대부분 저칼로리에 속하기 때문에 다양한 컬러푸드로 구성된 식단은 꾸준히 섭취하면 체중 감량에 도움이 되는 것이다. 게다가 앞서 언급했듯이 이런 음식은 항산화 효과 역시 뛰어나기 때문에 골고루 섭취하면 몸의 컨디션을 개선시키는 데 효과적이라고 한다.

장동준 씨가 38.5kg의 체중 감량과 함께 건강까지 개선할 수 있었던 것은 저칼로리 음식의 섭취와 함께 각각의 색마다 가지고 있는 다양한 효능이 함께 작용했기 때문이다. 그렇다면 각각의 색마다 어떤 기능을 하는 것일까? 지금부터 본격적으로 6가지의 색 속에 숨겨진 건강 비결을 알아보자.

노화 방지와 항암 효과가 뛰어난 빨간색 식품

달콤함과 매콤함을 동시에 연상시켜 식욕을 자극하는 빨간색 식품에는 동맥 경화와 심장 질환을 예방하고 체내 암 유발 물질을 제거하는 폴리페놀 성분이 있다. 또한 블루베리, 딸기, 자두 등에 다량 함유된 안토시아닌 성분은 강한 소염 작용과 통증 완화 작용을 하며 콜레스테롤을 저하시키고 관절염을 예방하여 노화를 지연시킨다.

대표적인 빨간색 음식이자 타임지 선정 세계 10대 장수 식품으로 알려진 토마토는 리코펜 성분을 함유하고 있는데 이는 베타카로틴보다 10배나 강한 효과를 지닌 항암 성분이자 알코올을 분해하고 노화를 막는 성분으로 알려져 있다. 또한 과당과 포도당, 비타민 C와 B1, B2를 다량 함유하고 있어 피로를 풀어 주고 혈관을 튼튼하기 하며 고혈압과 동맥 경화에도 탁월한 효과를 발휘한다. 기름기 있는 음식을 먹을 때 함께 섭취하면 소화를 돕고 산성 식품을 중화하는 역할을 한다. 특히 토마토의 리코펜 성분은 열을 가하면 증가하고, 식물성 기름으로 조리하면 흡수율을 높일 수 있기 때문에 식물성 기름에 익혀 먹는 것이 좋다. 이런 빨간색 음식은 연령이 높아질수록 섭취량을 늘리는 것이 건강 개선에 도움이 된다.

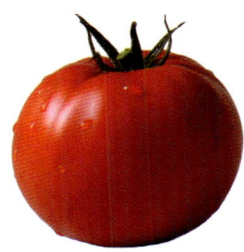

대표적인 빨간색 식품

토마토, 자두, 체리, 앵두, 수박, 붉은 고추, 대추, 오미자, 연어, 홍합, 비트 등

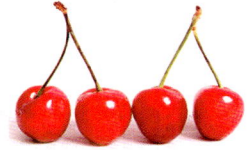

두부 토마토 샐러드

READY
연두부, 토마토, 된장 1/2큰술, 식초 1/2큰술,
올리고당 1/2큰술, 올리브유 5방울, 후춧가루 조금

RECIPE
1 토마토를 슬라이스해서 준비한다.
2 생식용 두부를 썰어 준비한다.
3 된장 1/2큰술, 식초 1/2큰술, 올리고당 1/2큰술, 올리브유 5방울, 후춧가루 조금을 섞어
된장 소스를 만든다.
4 썰어 놓은 토마토 하나에 두부를 하나씩 겹쳐서 놓고 위에 된장 소스를 뿌린다.

피로 회복과 세포 재생에 도움을 주는 녹색 식품

마음을 진정시켜 편안함을 주는 녹색 식품은 교감 신경에 작용해 신장과 간장의 기능을 활성화하고 공해 물질을 해독시킨다. 녹색 식품에 있는 엽록소는 신진대사를 돕고 피로를 풀어주며 피를 만들고 세포 재생을 도와 노화를 예방한다. 또한 양배추, 배추, 브로콜리, 케일 등 채소는 간을 튼튼하게 만드는 인돌을 함유하고 있다. 특히 브로콜리는 위암과 유방암을 예방하는 복합 설포라판이 풍부하고 헬리코박터 파일로리균의 치유에도 도움을 준다. 또한 신진대사를 활성화시켜 비만을 예방하는 요오드가 풍부하다. 시금치에는 눈을 맑게 하는 루테인 성분이 함유되어 있으며, 파슬리에는 미용과 노화 방지 효과를 지닌 비타민 C와 E가 가장 많다. 키위는 열량이 100g에 5.2kcal로 낮아 훌륭한 다이어트 식품이면서 빈혈을 막는 엽산이 풍부하다. 불포화 지방산인 올레인산을 함유한 올리브유는 몸에 좋은 콜레스테

롤(HDL) 수치는 높여 주고 몸에 나쁜 콜레스테롤(LDL) 수치는 낮춰 준다. 대표적인 녹색 식품 중 하나인 녹차는 카테킨이라는 성분을 다량 함유해 항암·항산화·혈당치 조절 등에서 탁월한 효능이 있고, 카페인 성분이 졸음을 방지하고 머리도 맑아지게 한다.

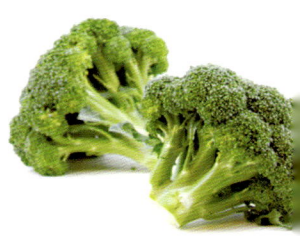

대표적인 녹색 식품

양상추, 쑥, 배추, 무청, 시금치, 호박잎, 원추리, 브로콜리, 샐러리, 케일, 아보카도, 청사과, 청포도, 키위, 라임, 파슬리, 부추, 깻잎, 녹차 등

닭가슴살 미나리 초무침

READY
닭가슴살, 대파, 미나리, 소금, 통마늘, 참기름 2큰술, 고추장 3큰술, 식초, 설탕 1큰술, 청주 2작은술, 참기름 1/2큰술, 다진 마늘 1작은술

RECIPE
1 닭가슴살은 잡냄새를 없애기 위해 대파를 큼직하게 잘라 넣어 푹 삶는다.
2 닭가슴살에 참기름과 소량의 소금을 넣고 버무린다.
3 미나리는 줄기만 가지런히 정리해서 씻은 다음 끓는 물을 살짝 끼얹어 데친다.
4 소금, 통마늘, 참기름 2큰술, 초고추장(고추장 3큰술, 식초, 설탕 1큰술, 청주 2작은술, 참기름 1/2큰술, 다진 마늘 1작은술)을 섞어 초고추장 양념을 만든다.
5 닭가슴살과 살짝 데친 미나리를 그릇에 담고 초고추장을 넣어 버무린다.

브로콜리수프

READY 브로콜리 150g, 생크림 3큰술, 육수 3컵, 올리브유, 소금, 후춧가루 약간

RECIPE
1 브로콜리는 잘게 썬다.
2 냄비에 올리브유를 두르고 브로콜리를 살짝 볶는다.
3 **2**에 육수를 붓고 푹 끓인다.
4 믹서에 브로콜리와 육수를 붓고 곱게 갈아 체에 내린다. 이 때 약간의 브로콜리를 남겨둔다.
5 냄비에 **4**의 브로콜리와 생크림을 넣고 살짝 끓인 후 소금, 후추로 간을 한다.

위장을 보호하고 콜레스테롤을 없애는 노란색 식품

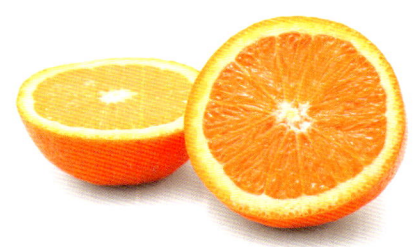

신맛과 달콤한 맛을 동시에 갖고 있어 식욕을 촉진하는 노란색 식품에 함유된 카로티노이드라는 색소는 산화 방지를 도와 노화를 지연시키고 항암 효과가 뛰어나다. 특히 암 중에서도 폐암 예방 효과가 뛰어난 것으로 알려져 있다. 또한 체내에서 비타민 A로 바뀌는 베타카로틴이 함유되어 있어 몸속에 부족한 비타민을 보충해 준다.

노란색을 띤 대표적인 식품인 자몽은 혈당을 조절하는 호르몬인 인슐린 분비를 조절하는 역할을 한다. 하지만 몇몇 약물 대사를 억제하므로 약물을 복용하고 있는 경우라면 잘 알아보고 섭취해야 한다.

오렌지, 귤, 레몬, 라임 등에 있는 헤스페레틴 성분은 혈관의 염증을 줄여 주고 나쁜 콜레스테롤(LDL)을 낮춰준다. 유방암과 폐암 예방 식품으로 꼽히는 오렌지는 껍질째 갈아 먹는 게 좋다. 호박, 감, 당근, 살구, 파인애플, 파파야, 고구마 등은 소화 기능을 돕고 위장을 보호해 준다. 특히 당근은 베타카로틴의 보고로서 생으로 먹는 것보다 주스를 만들어 마시면 비타민이나 미네랄 흡수율이 8배로 높아진다. 비타민 C가 풍부한 감을 얼려 먹으면 비타민 C가 없어지는 대신 베타카로틴이 많아진다. 파인애플은 과일 중 비타민 C가 가장 풍부하며, 칼륨이 풍부한 바나나를 섭취하면 고혈압을 낮출 수 있다.

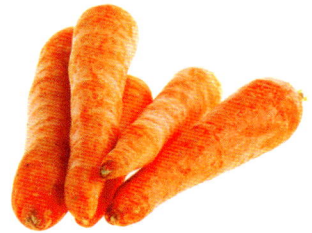

대표적인 노란색 식품

호박, 감, 당근, 벌꿀, 살구, 고구마, 오렌지, 파인애플, 파파야, 귤, 레몬, 라임 등

오렌지 소스를 곁들인 고구마 만주

READY
호박 고구마 1개, 밤 1개, 대추 2개, 땅콩 1큰술, 호두 1큰술, 오렌지 주스 1/2컵, 황설탕 2큰술, 계핏가루, 설탕 파우더 약간

RECIPE
1 호박 고구마는 껍질을 벗긴 후 찜통에 10분 정도 찐다.
2 호박 고구마가 뜨거울 때 주걱으로 으깬다.
3 밤은 껍데기를 벗긴 후 살짝 삶아 잘게 썰고 대추는 씨를 제거하고 땅콩, 호두와 같이 잘게 썬다.
4 2의 고구마에 3의 견과류를 넣어 만주를 만든다.
5 냄비에 오렌지 주스 1/2컵과 황설탕 2큰술, 계핏가루와 설탕 파우더를 조금 넣고 졸여 4의 만주에 끼얹어 낸다.

단호박 주스

READY
단호박 1/4통, 호두 4알, 우유 2컵, 꿀 1큰술

RECIPE
1 단호박은 등분을 한 후 씨를 제거하고 김이 오른 찜통에 ˉ0분 정도 익힌다.
2 1의 단호박 껍질을 제거한다.
3 믹서에 2의 단호박과 호두, 우유, 황설탕을 넣고 간다.

당근 주스

READY
당근, 사과, 파인애플, 샐러리, 양파

RECIPE
1 당근과 사과를 2:1 분량으로 믹서에 넣는다.
2 취향에 따라 파인애플, 샐러리, 양파를 첨가해서 함께 믹서에 넣고 간다.

피를 맑게 하고 심장을 튼튼하게 하는 보라색 식품

포도, 블루베리, 가지, 자색 고구마 등 보라색 식품에 함유된 안토시아닌계 색소는 동맥에 침전물이 생기는 것을 막아 피를 맑게 하고 심장병과 뇌졸중을 예방하는 데 탁월한 효과를 보인다. 또한 바이러스와 세균을 죽이는 화합물을 함유하고 있으며 세포를 보호하고 면역 시스템을 증진하는 산화 방지제를 많이 함유해 노화 방지에도 도움이 된다. 대표적인 보라색 식품인 가지는 빈혈과 하혈 증상을 개선하고 혈액 속 콜레스테롤의 양을 저하시키는 작용을 한다. 특히 고지방 식품과 함께 먹었을 때 혈중 콜레스테롤 수치의 상승을 억제한다는 연구 결과가 보고된 바 있다. 포도는 당분이 많아 피로 해소에 뛰어나며 특히 안토시아닌은 검정콩의 6배나 되어 시력 회복과 고혈압, 심근 경색 예방에 효과적이다. 또한 포도 껍질 속의 플라보노이드는 동물성 지방 섭취로 증가한 노폐물이 혈관 벽에 붙는 것을 막아 심장병을 예방해 주며, 항암 효과도 있다. 그래서 매일 한 잔의 포도주를 마시면 심혈관계 질환과 치매를 예방할 수 있다고 한다. 프랑스 사람들이 동물성 지방을 많이 섭취하는데도 심장병 발생률이 낮은 것은 포도주를 습관적으로 마시기 때문으로 알려져 있다. 단, 포도주가 건강에 좋다 해도 하루 2잔 이상 마시는 것은 좋지 않다.

대표적인 보라색 식품

가지, 포도, 블루베리, 붉은 양배추, 붉은 양파, 자색 고구마 등

가지소박이찜

READY
가지 3개, 풋고추 2개, 붉은 피망 1/4개, 표고버섯 3개, 소금 약간, 녹말가루 약간, 진간장, 고춧가루, 참기름, 깨소금

RECIPE
1 가지는 3cm로 자른 후 단면에 열십자로 칼집을 낸다.
2 표고버섯, 피망, 풋고추는 곱게 다진다.
3 진간장 2큰술, 참기름 1작은술, 깨소금 1큰술, 고춧가루 1/2작은술을 섞어 양념을 만들고 다진 재료를 섞는다.
4 가지의 칼집 속에 다진 재료를 소복이 넣는다.
5 냄비에 반 컵의 물을 넣고 소금 간을 한다.
6 준비한 재료를 넣고 끓으면 약한 불로 2분 정도 찐다.

면역력을 향상시키고 체내 산화 작용을 억제하는 하얀색 식품

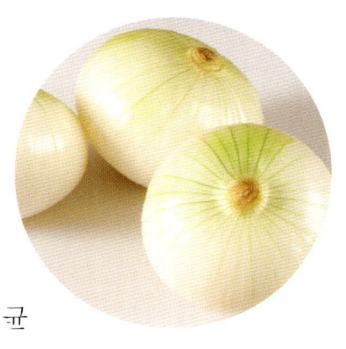

흰색을 내는 색소인 플라보노이드 계열의 안토크산틴은 체내 산화 작용을 억제하여 유해 물질을 체외로 방출하고 몸속에 들어오는 균과 바이러스에 대한 저항력을 길러 준다. 또한 혈중 콜레스테롤 수치도 낮춰 준다.

느타리버섯의 글루칸 성분은 항암 효과를 지녔으며, 도라지, 무, 콩나물, 배, 양파 등은 폐와 기관지에 좋고, 마늘은 피로 회복에 효과적인 돼

지고기의 비타민 B1의 흡수를 돕는가 하면 항암, 항산화 작용이 뛰어나 면역력을 높여주고 노화를 늦추는 효과가 있다. 감자의 판토텐산은 위를 튼튼하게 하고 스트레스를 줄여 줘 삶은 감자는 간단한 아침 식사로 좋다. 대표적인 하얀색 식품인 양파는 퀘르세틴이라는 성분을 함유하고 있어 콜레스테롤을 낮춰주고 성인병을 예방해 준다. 또한 고대 이집트 노동자의 정력 식품으로 이용될 정도로 원기 회복에도 좋은 식품으로 알려졌다. 예로부터 불로장생의 명약으로 알려진 인삼은 사포닌이 풍부해 혈액을 맑게 하고 피부를 윤택하게 해준다.

대표적인 하얀색 식품

도라지, 무, 콩나물, 배, 쌀, 복숭아(백도), 감자, 양파, 마늘, 새앙 버섯, 인삼 등

마늘 베이컨 볶음밥

READY
현미밥, 마늘 3쪽, 베이컨 1줄 반, 삶은 무청 50g,
양파 1/4개, 간장, 깨소금, 참기름, 소금, 후춧가루, 올리브유

RECIPE
1 베이컨은 1.5cm 폭으로 썰고 마늘은 얇게 저민다. 양파는 얇게 채 썬다.
2 무청은 끓는 물에 소금을 약간 넣고 데쳐 찬물에 헹군 뒤 물기를 닦고 2cm 길이로 썬다.
3 팬에 올리브유를 두른 다음 양파와 마늘, 베이컨을 넣고 중불에서 볶는다. 향이 나기 시작하면 간장을 넣고 볶는다.
4 3에 무청을 넣고 볶은 뒤 현미밥을 넣고 골고루 섞으며 더 볶는다.
5 밥과 재료들이 잘 섞이면 깨소금과 참기름, 후춧가루를 넣고 불을 끈다.

노화 방지에 좋은 항산화 성분이 풍부한 검정색 식품

5가지 색의 식품 외에 제6의 색으로 등극한 검정색 식품은 건강식으로 가장 큰 인기를 얻은 바 있다. 검정색 식품은 노화를 막는 항산화 성분이 많고 암을 예방하며 자외선의 피해를 막아 시력도 보호해 준다.

대표적인 검정색 식품인 검은콩은 항암 효과가 뛰어나고 특히 껍질에 항암 물질이 있으며, 신장의 기능을 높여 전립선 비대증에도 효과가 있다. 미역은 성인병과 비만을 예방하는 식품으로 알려져 있으며 다시마는 부종 완화에 효과적이다. 김은 고혈압과 동맥 경화를 예방하는 알긴산이 들어 있다. "검은 깨죽을 먹으면 늙지 않는다."라는 말이 있을 만큼 노화 방지 식품으로 알려진 검은깨는 심장, 신장, 위장을 튼튼하게 해주며 얼굴색도 밝게 만든다. 목이버섯은 여성의 빈혈 산후 조리에 쓰여 온 약재로 식물 섬유가 한천 다음으로 풍부해 당뇨 예방과 비만에도 좋다. 검은 쌀은 일반 쌀과 성분이 비슷하나 쌀겨 층에 노화를 막는 안토시아닌 색소가 풍부해 예로부터 장수 쌀로 불려 왔다.

대표적인 검정색 식품

검은콩, 검은깨, 검은 쌀, 숙지황, 석이버섯, 가지, 김, 미역, 다시마 등 해조류, 목이버섯, 블랙 올리브, 오골계, 오징어 먹물 등

검은깨 채소 말이

READY

현미밥 한 공기, 검은깨 10g, 유채나물 50g, 깻잎 50g, 붉은 피망 30g, 소금, 참기름, 들기름, 간장 약간씩, 된장 1/2작은술, 식용유 적당량

RECIPE

1 현미밥을 뜨겁게 데워 소금과 참기름을 넣어 골고루 섞는다.
2 유채나물과 깻잎은 끓는 소금물에 살짝 데친다.
3 데친 유채나물에 된장을 넣어 무치고 깻잎은 들기름과 간장으로 간한 후 팬에 볶는다.
4 붉은 피망은 굵게 채 썬 다음 식용유를 두른 팬에 살짝 볶는다.
5 도마에 김발을 펴고 랩을 깐 다음 밥을 고루 펴고 유채나물, 깻잎, 피망을 넣어 만다.
6 쟁반에 검은깨를 고르게 편 다음 5를 굴려 옷을 입힌다.
7 완성된 검은깨 채소 말이를 한입 크기로 썰어 낸다.

5대 영양소로 컬러푸드 식단을 완성하라!

각각의 색마다 서로 다른 효능을 지닌 6가지의 식품을 골고루 섭취하면 체중 감량 효과는 물론 건강 개선에도 도움이 되는 것은 분명하다. 그러나 컬러푸드 다이어트는 채소와 과일을 중심으로 식단이 구성되어 있기 때문에 6가지 색상의 식품 중 3가지 이상 섭취했다고 해서 5대 영양소를 골고루 섭취한다고 볼 수는 없다. 그래서 식단을 구성할 때 컬러푸드와 함께 5대 영양소가 모두 들어가 있는지 꼼꼼히 따져보는 것이 무엇보다 중요하다. 아무리 좋은 식단도 편식을 하게 되면 건강을 해칠 수 있다는 점을 명심해야 한다.

Diet Winner의 한마디

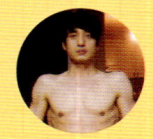

장동준 38.5kg 감량 성공

"다이어트에 성공하고 나니 주변에서 10년은 더 젊어져 보인다고 해요. 오랜만에 본 사람들은 왜 이렇게 늙지 않느냐고 하더라고요. 그래서 제 다이어트 방법은 일명 뱀파이어 다이어트로 부르기로 했어요. 체중 감량은 물론 회춘까지 가능하다면 다이어트 할 만하지 않나요?"

주요 식품의 칼로리와 GI지수

이 표는 포도당을 100으로 했을 경우의 칼로리와 GI지수를 나타낸 것이다. 따라서 GI지수는 60을 기준으로 하여 그 이상이면 GI지수가 높은 음식으로, 그 이하이면 GI지수가 낮은 음식으로 분류한다. 다만 액상과당이 많이 함유된 콜라나 음료수 등의 과당지수(fructose index)가 높은 음식들은 예외로 한다. 과당은 인슐린 조절 능력을 막는 효과가 있어 살이 많이 찐다.

곡물 / 빵 / 면류 (100g 당)

식품	칼로리	GI수치
과자,빵류	280	95
바게트	279	93
식빵	264	91
찰떡	235	85
우동(말린 것)	348	85
정백미	356	84
버터롤(롤빵)	316	83
찹쌀	374	80
우동(생)	270	80
팥찰밥	189	77
베이글	320	75
콘플레이크	381	75
인스턴트 라면	445	73
마카로니	378	71
배아미	354	70
빵가루	373	70
소면(말린 것)	356	68
보리(압맥)	340	65
스파게티(말린 것)	378	65
스파게티(삶은 것)	149	65
녹말가루	330	65
백옥분	369	65
중화면(생)	281	61
밀가루(박력분)	368	60
튀김 가루	328	60
메밀(생)	274	59
호밀빵	264	58
죽(흰죽)	71	57
현미	350	56
오곡미	337	55
현미플레이크	380	55
오트밀	380	55
밀가루(강력분)	366	55
발아현미	340	54
메밀(말린것)	344	54
통밀빵	265	50
스파게티(전립분)	104	50
국수 가루	361	50
율무	380	49
죽(현미)	70	47
올브랑시리얼	357	45
소맥전립분	328	45
메밀국수	342	32

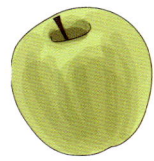

과일 / 유제품 / 계란

식품	칼로리	GI 수치	식품	칼로리	GI 수치
딸기잼	262	82	귤	46	33
파인애플	51	65	밀감	45	33
아이스크림	212	65	크림 치즈	346	33
황도 통조림	85	63	파르메산 치즈	475	33
파인애플 통조림	84	62	고다 치즈	380	33
수박	37	60	커티지 치즈	105	33
체리 통조림	74	59	드링크 요구르트	65	33
건포도	301	57	배	43	32
귤 통조림	64	57	비파	40	32
바나나	86	55	오렌지	46	31
포도(거봉)	59	50	자몽	38	31
망고	64	49	가공 치즈	339	31
포도(마스컷)	59	48	카망베르 치즈	310	31
포도(델라웨어)	59	47	마가린	758	31
자두(말린 것)	235	44	파파야	38	30
멜론	42	41	스킴 우유(탈지유)	270	30
복숭아	40	41	버터	745	30
생크림	433	39	날계란	151	30
감	60	37	딸기	34	29
체리	60	37	살구	36	29
석류	56	37	카보스	25	29
무화과	54	36	유자	59	28
서양배	54	36	아보카도	187	27
사과	54	36	저지방 우유	46	26
키위	53	35	우유	67	25
블루베리	49	34	탈지분유	360	25
자두	49	34	플레인 요구르트	62	25
레몬	54	34	커피 크림	211	24

채소 / 근채류

식품	칼로리	GI수치
감자	76	90
당근	37	80
참마	108	75
무말랭이	279	74
옥수수	92	70
토란	58	64
밤	164	60
고구마	132	55
호박(서양호박, 삶은 것)	93	53
마늘	134	49
우엉	65	45
표고버섯(말린 것)	182	38
연근	66	38
양파	37	30
토마토	19	30
파슬리	44	29
팽이버섯	22	29
송이	23	29
오크라	30	28
완두(꼬투리째 먹는 것)	36	28
차조기	37	28
대파	28	28
표고버섯(생)	18	28
새송이버섯(에린기)	24	28
생강	30	27
흰색 목이버섯	162	27
느티만가닥버섯	14	27
양배추	23	26
강낭콩(꼬투리째 먹는 것)	23	26
무	18	26
죽순	26	26
부추	21	26
피망	22	26
나도팽나무버섯	15	26
순무	20	25
초록 아스파라거스	22	25
쑥갓(데친 것)	27	25
가지	22	25
유채	36	25
브로콜리	33	25
샐러리	15	24
파드득나물	18	24
양송이	11	24
곤약	5	24
덩굴여지(여주)	17	24
오이	14	23
크레송(물냉이)	15	23
소송채	14	23
돼지호박(주키니)	14	23
배추	14	23
양상추	12	23
실곤약	6	23
샐러드채	14	22
숙주	15	22
시금치	20	15

육류 / 어패류

식품	칼로리	GI 수치	식품	칼로리	GI 수치
소간	132	49	램(로스,어린 양)	227	45
베이컨	405	49	붕장어	161	45
돼지간	128	48	안강	58	45
이탈리안 소시지	497	48	뱀장어구이	293	43
콘 비프	203	47	은어	152	41
자반 연어	199	47	전갱이	121	40
소고기 로스	318	46	청새치	115	40
소고기 사태	209	46	가자미	114	40
소고기 저민 것	224	46	가다랭이	95	40
소/돼지 섞은 것	222	46	가다랭이 (새끼 밴 것)	143	40
닭간	111	46	잿방어	129	40
로스햄	196	46	긴다랑어	220	40
생햄	247	46	금눈돔	160	40
비엔나 소시지	321	46	고등어	202	40
소고기 안심	454	45	삼치	177	40
소고기 설로인	334	45	꽁치	310	40
소고기 등심	186	45	농어	123	40
소 쓸개	209	45	보리멸	85	40
돼지고기 안심	396	45	전어	160	40
돼지고기 사태	183	45	도미	194	40
돼지고기 저민 것	221	45	옥돔	113	40
닭다리	200	45	대구	79	40
닭 날개	191	45	방어	257	40
닭가슴살	105	45	방어새끼	256	40
닭고기 저민 것	166	45	넙치	103	40
오리고기	129	45	복어	85	40
양고기	236	45	임연수어	115	40
			다랑어(살코기)	125	40

어패류 / 두류 / 땅콩류

식품	칼로리	GI 수치	식품	칼로리	GI 수치
체에 거른 팥소	155	80	대하	97	40
으깬 팥소	244	78	보리새우	83	40
콩가루	437	74	대정새우	95	40
완두콩조림	240	58	갯가재(삶은 것)	98	40
생선살 꼬치	121	55	오징어	88	40
렌즈콩	353	55	낙지(삶은 것)	99	40
어묵 튀김	139	55	게	58	40
다진 생선살	94	53	해파리	22	40
어묵	95	51	모시조개	30	40
섬게	120	49	명란젓	140	40
동그랑땡	113	47	바다빙어	177	40
해삼	23	46	치어	113	40
두부 부침	150	46	참치통조림	288	40
해삼	23	46	잠두콩(말린 것)	348	40
굴	60	45	비지	111	35
팥(말린 것)	339	45	캐슈너트	576	34
청대구	93	45	풋콩	135	30
피조개	74	44	두부껍질	511	30
전복	73	44	아몬드	598	30
바지락	51	44	땅콩	562	28
대합	38	43	두유	46	23
유부	386	43	대두(말린 것)	417	20
가리비	97	42	피스타치오	615	18
두부	72	42	호두	674	18
순두부	56	42			
게르치	189	40			
단새우	87	40			

설탕 / 과자 / 알코올 / 해조류 / 조미료

식품	칼로리	GI수치	식품	칼로리	GI수치
그래뉴당	387	110	천연 오렌지 주스	42	42
얼음사탕	387	110	스포츠드링크	19	42
백설탕	384	109	맥주	40	34
캔디	396	108	백된장	192	34
흑설탕	354	99	혼합 된장	189	34
오방떡	284	95	적된장	186	33
초콜릿	557	91	청국장	179	33
센베	373	89	와인	73	32
봉밀(벌꿀)	294	88	커피(무당)	4	31
찹쌀떡	235	88	소주	206	30
도넛	387	86	케첩	119	30
막과자	441	84	우스타 소스	117	29
케이크(생크림)	344	82	김조림	77	23
케이크(초콜릿)	381	80	인스턴트 조미료	224	21
핫케이크	261	80	녹미채	139	19
쿠키	432	77	다시마	138	17
케이크(치즈)	225	75	파래	150	16
메이플 시럽	257	73	생미역	16	16
후추	378	73	구운 김	188	15
포테이토칩	554	60	조미김	179	15
매화주	156	53	콩소메	235	15
푸딩	126	52	마요네즈	670	15
카레	512	49	한천	154	12
코코아	276	47	큰실말(모즈쿠)	4	12
젤리	45	46	우뭇가사리	2	11
고추냉이	265	44	간장	71	11
콜라	46	43	인공감미료	276	10
			홍차(무당)	1	10

녹차	0	10
맛소금	0	10
왕소금	0	10
양겨자	174	10
토마토 소스	44	9
초	25	3

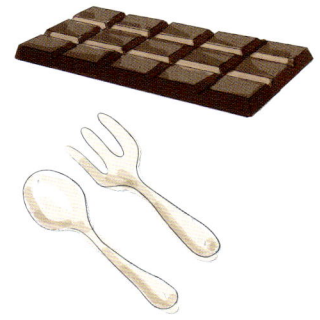

잘 먹어야 쏙 빠진다

1판 1쇄 발행 │ 2011년 7월 25일
1판 3쇄 발행 │ 2018년 7월 30일

지은이 한지혜
감　수 김진혁, 박용우
펴낸이 김기옥

경제경영팀장 모민원 기획 편집 변호이, 김광현
커뮤니케이션 플래너 박진모
경영지원 고광현, 임민진
제작 김형식

인쇄·제본 민언프린텍

펴낸곳 한스미디어(한즈미디어(주))
주소 121-839 서울특별시 마포구 양화로 11길 13(서교동, 강원빌딩 5층)
전화 02-707-0337 │ 팩스 02-707-0198 │ 홈페이지 www.hansmedia.com
출판신고번호 제 313-2003-227호 │ 신고일자 2003년 6월 25일

ISBN 978-89-5975-344-4　13510